がん医療における 患者-医療者間の コミュニケーション ガイドライン

2022年版

編集 | 一般社団法人　日本サイコオンコロジー学会
　　 | 一般社団法人　日本がんサポーティブケア学会

金原出版株式会社

Patient–Healthcare Provider Communication in Cancer Care :
JPOS–JASCC Clinical Practice Guidelines

edited by

Japan Psycho-Oncology Society
Japanese Association of Supportive Care in Cancer

日本サイコオンコロジー学会　ガイドライン策定委員会

統括委員会

委員長	奥山　徹*	名古屋市立大学医学部附属西部医療センター精神科／緩和ケアセンター
副委員長	稲垣　正俊*	島根大学医学部精神医学講座
委員	明智　龍男*	名古屋市立大学大学院医学研究科精神・認知・行動医学分野
	内富　庸介*	国立がん研究センター中央病院支持療法開発センター／精神腫瘍科，がん対策研究所
	貞廣　良一*	国立がん研究センター中央病院精神腫瘍科
	吉内　一浩	東京大学医学部附属病院心療内科

コミュニケーション小委員会

委員長	秋月　伸哉*	がん・感染症センター都立駒込病院精神腫瘍科・メンタルクリニック
副委員長	白井　由紀*	京都大学大学院医学研究科人間健康科学系専攻先端中核看護科学講座緩和ケア看護学分野
	藤森麻衣子*	国立がん研究センターがん対策研究所支持・サバイバーシップ TR 研究部
	間島　竹彦*	渋川医療センター緩和ケアセンター／精神腫瘍科
委員	浅井真理子	日本医科大学医療心理学教室
	石田　真弓	埼玉医科大学国際医療センター包括的がんセンター精神腫瘍科
	井本　滋*	杏林大学医学部付属病院乳腺外科
	浦久保安輝子	日本医療機能評価機構 EBM医療情報部（Minds）
	大谷　弘行	聖マリア病院緩和ケア内科
	岡島　美朗	自治医科大学附属さいたま医療センターメンタルヘルス科
	岡村　優子	国立がん研究センターがん対策研究所支持・サバイバーシップ TR 研究部
	小室龍太郎	金沢医療センター緩和ケア内科
	下山　理史	愛知県がんセンター緩和ケアセンター／緩和ケア部
	菅野　康二	順天堂大学医学部附属順天堂東京江東高齢者医療センター呼吸器内科
	高橋　通規	仙台医療センター緩和ケア内科
	畑　琴音	早稲田大学人間科学学術院
	樋口　裕二	こころの医療たいようの丘ホスピタル
	藤阪　保仁	大阪医科薬科大学病院呼吸器内科・呼吸器腫瘍内科
	森　雅紀	聖隷三方原病院緩和支持治療科

外部評価委員会

勝俣　範之	日本医科大学武蔵小杉病院腫瘍内科
久保田　馨	日本医科大学大学院医学研究科呼吸器内科学分野，日本医科大学呼吸ケアクリニック
野田真由美	NPO 法人 支えあう会「α」

デルファイ委員会

安部　能成	埼玉医科大学病院緩和医療科，穂波の郷クリニック（日本癌治療学会）
伊東　俊雅	東京女子医科大学附属足立医療センター薬剤部／がん包括診療部（日本緩和医療薬学会）
井上　　彰	東北大学大学院医学系研究科緩和医療学分野（日本緩和医療学会）
加藤　雅志	国立がん研究センターがん対策情報センターがん医療支援部†（日本癌学会）
關本　翌子	国立がん研究センター中央病院看護部（日本がん看護学会）
高野　利実	がん研有明病院乳腺内科（日本がんサポーティブケア学会）
二ノ坂保喜	医療法人にのさかクリニック（日本在宅医療連合学会）
藤阪　保仁	大阪医科薬科大学病院呼吸器内科・呼吸器腫瘍内科（日本臨床腫瘍学会）
松本　陽子	NPO 法人愛媛がんサポートおれんじの会（全国がん患者団体連合会）

執筆協力者

小川　朝生	国立がん研究センター東病院精神腫瘍科，先端医療開発センター精神腫瘍学開発分野
多田羅竜平	大阪市立総合医療センター緩和医療科／緩和ケアセンター

作成協力者（文献検索担当）

河合富士美	聖路加国際大学学術情報センター
佐藤友里恵	慶應義塾大学信濃町メディアセンター
渡辺　由美	元 日本医科大学武蔵境校舎図書室

（五十音順）

* 日本がんサポーティブケア学会サイコオンコロジー部会と兼任
† 所属は 2021 年当時

発刊にあたって

一般社団法人 日本サイコオンコロジー学会

代表理事　吉内一浩

　わが国のがん医療をめぐる状況に関しましては，まず，2007 年 4 月に「がん対策基本法」が施行され，この法律に基づき，同年 6 月に「がん対策推進基本計画」が策定され，それ以降，様々ながん対策が進められています。「がん対策推進基本計画」に関しましては，およそ 5 年に 1 回，見直しが行われ，現在は，2018 年 3 月に策定された第 3 期の計画に基づいて，施策が進められています。

　本ガイドラインのテーマであります「コミュニケーション」に関しましては，「がん対策基本法」の基本理念の中に「がん患者の置かれている状況に応じ，本人の意向を十分尊重してがんの治療方法等が選択されるようがん医療を提供する体制の整備がなされること」と記載され，第 1 期の「がん対策推進基本計画」において「取り組むべき施策」の中に「がん医療における告知等の際には，がん患者に対する特段の配慮が必要であることから，医師のコミュニケーション技術の向上に努める」ということが，策定されていることからも明らかなように，当初から一貫して，がん医療において重要なテーマであります。

　このような状況の中，日本がんサポーティブケア学会と日本サイコオンコロジー学会が協力しながら，Minds による「診療ガイドライン作成マニュアル」に則ってガイドライン作成を進めてきました。本ガイドラインのテーマである「コミュニケーション」に関しまして，私が研究代表者を務めます厚生労働科学研究費補助金（がん対策推進総合研究事業）において「実装を視野に入れたがん患者の精神心理的な支援に関する診療ガイドラインの開発研究（課題番号 20EA1012）」の補助を一部受けながら，日本サイコオンコロジー学会ガイドライン策定委員会に設置されたコミュニケーション小委員会を中心に作成されました。

　コミュニケーションという，エビデンスを示しにくいテーマではありますが，本邦からも質の高い研究が報告されていることもあり，大変意欲的で，実臨床に役立つ内容に仕上がっていると思われます。

　本ガイドラインが，がん医療に携わる医療者の方々のみならず，患者さん・ご家族にも，広く利用していただけることを願っております。

2022 年 5 月

発刊にあたって

一般社団法人 日本がんサポーティブケア学会

理事長　佐伯俊昭

　日本がんサポーティブケア学会は，「がん医療における支持医療を教育，研究，診療を通して確立し，国民の福祉（Welfare）に寄与する」ことを基本的理念として，2015 年に設立された学会です。本学会の特徴として，支持療法の 17 領域について部会が結成されており，各領域の臨床・研究・教育を推進するために各部会が独立して活発な活動を行っている点があります。サイコオンコロジー部会もその部会の一つで，内富庸介（国立がん研究センター）部会長を中心として，がん患者における精神心理的支援について，日本サイコオンコロジー学会と連携しながら取り組んでいます。

　本学会では，ミッションの一つとして「がん支持医療に関する標準治療の情報発信」を掲げており，ガイドラインの策定はその重要な方策の一つです。これまでサイコオンコロジー部会では，せん妄，コミュニケーション，精神心理的負担，遺族ケアなどのテーマに関するガイドラインの策定に取り組んできておりますが，この度「コミュニケーションガイドライン」を出版する運びとなりました。コミュニケーションは重要な医療技術でありながら，その効果を実証する手段が確立しておらず，既存のガイドラインは国際的にもエキスパートコンセンサスに基づくものがほとんどです。今回作成したガイドラインは「Minds 診療ガイドライン作成マニュアル」に基づいて，系統的レビューを実施して最新の知見を収集するとともに，透明性・妥当性を担保する方策を講じて策定されています。その過程において，多くの外部評価委員の方々，関連学会からご推薦頂いたデルファイ委員の方々に，多大なご協力を賜りました。改めて御礼申し上げます。

　がん医療におけるコミュニケーションは医療者，がん患者双方にとって重要，かつ難しい課題です。平成 19 年に初めて策定されたがん対策推進基本計画にも国として取り組むべき重要な課題の一つとして取り上げられています。患者と医療者が十分に話し合い治療方針を決めることが保険診療上評価されるなど，コミュニケーションを支援する体制は少しずつ整ってきていますが，一方で医療者のコミュニケーション教育は経験的なものにとどまり学校教育においても体系的・実践的にコミュニケーションを学習する場がほとんどない，がん患者自身が医療者とコミュニケーションをとるための支援が十分行われていないといった状況は続いています。そのような状況に鑑み，本ガイドラインでは医療者，がん患者双方へのコミュニケーション支援や学習，コミュニケーション技術に関する臨床疑問を扱いました。

　またコミュニケーションは患者の意向，望ましいアウトカムなど臨床実践状況が，他の医療技術に比べて多様です。ガイドラインの推奨を一律に実践するだけでは有益なものとなりにくいため，推奨をもとに臨床実践するために有用な情報を多く付記しています。

　ガイドラインは広く医療者・がん患者に日常臨床で活用して頂き，推奨に基づく診療やケアが医療現場で広く実践されるようになって初めてその本来の目的を達するものです。本ガイドラインをより良いがん医療のコミュニケーションの指針として，ぜひお役立て頂けましたら，それに勝る喜びはございません。またその過程においてお気づきの点などがございましたら，さらなる今後の改訂の参考とさせて頂きますのでぜひ学会事務局までフィードバックして頂けましたら幸いです。

2022 年 5 月

利益相反の開示

[経済的 COI 開示方針]
・日本医学会の指針に基づく基準を用いて，過去7年分を申告した（外部評価委員のみ過去5年分）。
・提出のフォーマットは，日本サイコオンコロジー学会（JPOS）の申告書を用いた。
・製薬メーカーなどの競争的資金なども，COI の対象とした。
・主任教授，部門責任者などの立場にある場合，教室（部門）全体に入った資金とみなされる場合は COI として開示する。
・開示項目：
　①役員・顧問職（100万円以上）
　②株（利益100万円以上/全株式5％以上）
　③特許使用料など（100万円以上）
　④講演料など（50万円以上）
　⑤パンフレットの執筆など（50万円以上）
　⑥研究費（100万円以上）
　⑦奨学寄付金（100万円以上）
　⑧寄附講座所属
　⑨その他報酬（5万円以上）

[学術的（アカデミック）COI 開示方針]
・2015年以降2021年8月末までに全国規模以上の学術団体およびそれに準ずるものの理事，監事以上の役職に就いている場合はアカデミック COI として開示する（外部評価委員は2017年以降2021年8月末まで）。
・2015年以降2021年8月末までにガイドラインおよびそれに準ずるものにメンバーとして関わった場合はアカデミック COI として開示する（外部評価委員は2017年以降2021年8月末まで）。

	氏名 （所属）	経済的 COI 申告内容	学術的 COI 申告内容		ガイドライン作成の役割		
			学術団体の理事・ 監事以上の役職	ガイドライン	役職	ガイドライン 担当領域	システマティック レビュー担当領域
統括委員会	奥山徹 （名古屋市立大学医学部附属西部医療センター）	該当なし	JPOS 理事	JPOS せん妄ガイドライン（統括），気持ちのつらさガイドライン（統括），遺族ケアガイドライン（統括）	委員長	統括・指揮・最終決定	—
	稲垣正俊 （島根大学）	**開示項目④** 2019年：大日本住友製薬 **開示項目⑦** 2017年：大塚製薬，ファイザー 2018年：アステラス製薬，エーザイ，大塚製薬，武田薬品工業 2019年：アステラス製薬，エーザイ，大塚製薬，第一三共，武田薬品工業 2020年：エーザイ，大塚製薬，武田薬品工業 2021年：大塚製薬	JPOS 理事	JPOS せん妄ガイドライン（統括），気持ちのつらさガイドライン（統括），遺族ケアガイドライン（統括）	副委員長	統括	—
	明智龍男 （名古屋市立大学大学院）	**開示項目④** 2017年：Meiji Seika Pharma 2019年：ファイザー 2020年：武田薬品工業 **開示項目⑤** 2019年，2020年：医学書院	JPOS 理事	JPOS せん妄ガイドライン（統括），気持ちのつらさガイドライン（統括），遺族ケアガイドライン（統括，副委員長）	委員	統括	—

	氏名 （所属）	経済的 COI 申告内容	学術的 COI 申告内容		ガイドライン作成の役割		
			学術団体の理事・監事以上の役職	ガイドライン	役職	ガイドライン担当領域	システマティックレビュー担当領域
統括委員会	内富庸介 （国立がん研究センター）	該当なし	JPOS 理事，日本がんサポーティブケア学会理事	JPOS せん妄ガイドライン（統括），気持ちのつらさガイドライン（統括），遺族ケアガイドライン（統括），日本がんサポーティブケア学会ガイドライン委員長	委員	統括	―
	貞廣良一 （国立がん研究センター中央病院）	該当なし	JPOS 理事	JPOS せん妄ガイドライン（統括，委員），気持ちのつらさガイドライン（統括），遺族ケアガイドライン（統括）	委員	統括	―
	吉内一浩 （東京大学医学部附属病院）	**開示項目⑦** 2015 年：金子書房 2016 年：金子書房 2017 年：金子書房 2018 年：金子書房 2019 年：金子書房 2020 年：金子書房 2021 年：金子書房	JPOS 代表理事，日本心身医学会理事，日本心療内科学会理事，日本女性心身医学会理事，日本行動医学会理事，日本自殺予防学会理事，日本交流分析学会副理事長，日本自律訓練学会理事，日本摂食障害学会理事	JPOS せん妄ガイドライン（統括），気持ちのつらさガイドライン（統括），遺族ケアガイドライン（統括）	委員	統括	―
コミュニケーション小委員会	秋月伸哉 （都立駒込病院）	該当なし	JPOS 理事	―	委員長	統括・総論	―
	白井由紀 （京都大学）	該当なし	―	―	副委員長	臨床疑問 4（看護師対象 CST）	同左
	藤森麻衣子 （国立がん研究センター）	該当なし	JPOS 理事	JPOS 気持ちのつらさガイドライン（副委員長），遺族ケアガイドライン（副委員長），日本膵臓学会 膵癌診療ガイドライン（委員），患者・市民・医療者をつなぐ膵がん診療ガイドラインの解説（委員），Minds 患者・市民参画診療ガイドライン作成検討会（委員）	副委員長	臨床疑問 6（がん治療中止を伝える），臨床疑問 6 補足資料	同左
	間島竹彦 （渋川医療センター）	該当なし	―	―	副委員長	臨床疑問 2〔意思決定ガイド（Decision Aids）〕	同左
	浅井真理子 （日本医科大学）	該当なし	―	JPOS 遺族ケアガイドライン（委員）	委員	臨床疑問 1（質問促進リスト）	同左
	石田真弓 （埼玉医科大学）	該当なし	JPOS 理事	―	委員	臨床疑問 4（看護師対象 CST）	同左

コミュニケーション小委員会

氏名 (所属)	経済的 COI 申告内容	学術的 COI 申告内容		ガイドライン作成の役割		
		学術団体の理事・監事以上の役職	ガイドライン	役職	ガイドライン担当領域	システマティックレビュー担当領域
井本滋 (杏林大学)	開示項目⑦ 2015 年：エーザイ，大鵬薬品工業，中外製薬 2016 年：エーザイ，大鵬薬品工業，中外製薬 2017 年：エーザイ，大鵬薬品工業，中外製薬 2018 年：エーザイ，大鵬薬品工業，中外製薬 2019 年：エーザイ，大鵬薬品工業，中外製薬 2020 年：エーザイ，大鵬薬品工業，中外製薬 2021 年：エーザイ，大鵬薬品工業，中外製薬	日本乳癌学会理事長，日本癌治療学会理事	―	委員	臨床疑問 5 （根治不能を伝える）	同左
浦久保安輝子 (日本医療機能評価機構)	該当なし	―	―	委員	臨床疑問 2〔意思決定ガイド（Decision Aids）〕，臨床疑問 2 補足資料	同左
大谷弘行 (聖マリア病院)	該当なし	―	JPOS 気持ちのつらさガイドライン（委員），日本緩和医療学会 がん患者の治療抵抗性の苦痛と鎮静に関する基本的な考え方の手引き（改訂 WPG 員）	委員	臨床疑問 5（根治不能を伝える），臨床疑問 5 補足資料	同左
岡島美朗 (自治医科大学附属さいたま医療センター)	該当なし	JPOS 理事	JPOS 気持ちのつらさガイドライン（委員）	委員	臨床疑問 3（医師対象 CST）	同左
岡村優子 (国立がん研究センター)	該当なし	―	JPOS 気持ちのつらさガイドライン（委員），遺族ケアガイドライン（委員）	委員	臨床疑問 6（がん治療中止を伝える），臨床疑問 6 補足資料，総論	同左
小室龍太郎 (金沢医療センター) 2015～2017 年	該当なし	JPOS 理事，日本周産期メンタルヘルス学会監事	―	委員	―	―
下山理史 (愛知県がんセンター)	該当なし	日本緩和医療学会理事	日本緩和医療学会 がん患者の呼吸器症状の緩和に関するガイドライン 2016 年版〔改訂 WPG 員（評価委員）〕，JPOS 遺族ケアガイドライン（外部評価委員）	委員	臨床疑問 7（余命を伝える）	同左
菅野康二 (順天堂大学医学部附属順天堂東京江東高齢者医療センター) 2019～2021 年	該当なし	―	JPOS せん妄ガイドライン（委員）	委員	臨床疑問 3，4補足資料	―

	氏名 （所属）	経済的 COI 申告内容	学術的 COI 申告内容		ガイドライン作成の役割		
			学術団体の理事・ 監事以上の役職	ガイドライン	役職	ガイドライン 担当領域	システマティック レビュー担当領域
コミュニケーション小委員会	高橋通規 （仙台医療セン ター） 2015〜2018 年	該当なし	—	—	委員	—	—
	畑琴音 （早稲田大学）	該当なし	—	—	委員	臨床疑問 1 （質問促進リ スト）	同左
	樋口裕二 （こころの医療 たいようの丘ホス ピタル）	該当なし	—	—	委員	臨床疑問 3 （医師対象 CST）	同左
	藤阪保仁 （大阪医科薬科大 学病院） 2019〜2021 年	**開示項目④** 2019 年：アストラゼネカ 2021 年：アストラゼネ カ，中外製薬 **開示項目⑥** 2017 年：アステラス製薬， アストラゼネカ，中外製薬， ブリストル・マイヤーズ スクイブ 2018 年：アストラゼネカ， 大鵬薬品工業，メルクバイ オファーマ 2019 年：アストラゼネカ， メルクバイオファーマ 2020 年：リジェネロン， 大鵬薬品工業 2021 年：リジェネロン **開示項目⑦** 2019 年：小野薬品工業	—	肺癌診療ガイドライ ン-悪性胸膜中皮腫・ 胸膜腫瘍含む-2020年 版 ガイドライン検討 委員会・緩和医療小 委員会委員	委員	—	—
	森雅紀 （聖隷三方原病 院）	該当なし	The Asia Pacific Hospice Palliative Care Network 副 理事長	日本緩和医療学会 呼 吸器症状の緩和に関 するガイドライン（改 訂 WPG 員），がん患者 の治療抵抗性の苦痛 と鎮静に関する基本 的な考え方の手引き （改訂 WPG 員），日本 がんサポーティブケ ア学会 がん薬物療法 に伴う神経障害診療 ガイドライン 2022 年 版（統括），米国臨床 腫瘍学会 呼吸困難ガ イドライン（委員），日 本膵臓学会 膵癌診療 ガイドライン（委員）， 患者・市民・医療者 をつなぐ膵がん診療 ガイドラインの解説 （委員）	委員	臨床疑問 7 （余命を伝え る），臨床疑 問 7 補足資 料，総論	同左

	氏名 （所属）	経済的 COI 申告内容	学術的 COI 申告内容		ガイドライン作成の役割		
			学術団体の理事・ 監事以上の役職	ガイドライン	役職	ガイドライン 担当領域	システマティック レビュー担当領域
外部評価委員会	勝俣範之 （日本医科大学武蔵小杉病院）	**開示項目④** 2019 年：日本臓器製薬 2020 年：日本臓器製薬	日本臨床腫瘍学会 理事	—	委員	—	—
	久保田馨 （日本医科大学）	**開示項目④** 2017 年：中外製薬，MSD 2018 年：中外製薬 2019 年：中外製薬 **開示項目⑦** 2017 年：小野薬品工業，大鵬薬品工業，日本ベーリンガーインゲルハイム 2018 年：小野薬品工業	日本臨床腫瘍学会 理事	—	委員	—	—
	野田真由美 （NPO 法人支えあう会「*a*」）	該当なし	—	JPOS せん妄ガイドライン(外部評価委員)，日本癌治療学会 制吐薬適正使用ガイドライン改訂ワーキンググループ（委員）	委員	—	—

（五十音順）

目次

I章　はじめに

II章　総　論

Ⅲ章　臨床疑問

Ⅳ章　資　料

I章　はじめに

1 ガイドライン作成の経緯と目的

1 ガイドライン作成の経緯

　がん医療においては，病名や病状，治癒しないことなど患者にとって衝撃的な情報を伝え，患者の心理状態に配慮しつつ，治療の益と害と，患者の価値観を踏まえて最善の意思決定を行うという難しいコミュニケーションが必要となる。がん医療におけるコミュニケーションが重要であることは疑う余地がないが，コミュニケーションの多様性や明確な指針がないことから医学教育で扱われることは少なく，かつては先輩の言動を見て学ぶものとされてきた。しかし近年，がん医療のコミュニケーションについて臨床経験に基づく手引きが複数提唱され，卒後訓練としてコミュニケーション技術を学習するプログラムが開発されている。また，患者がどのようなコミュニケーションを好むかなどの調査研究，コミュニケーション法の介入研究なども行われるようになった。

　がん診療に携わるすべての医療者が適切な患者-医療者間コミュニケーションを行えることは重要である。一方，近年の医学の進歩は著しく，がん医療におけるコミュニケーションについても日々新しい知見が生み出されている。しかしそのような新しい知見は膨大にあり，医療者が常に自ら学習したとしても，個人がすべての新しい知見に精通することは，現実的には不可能である。そのため診療ガイドラインが，最新のエビデンスを日常臨床で円滑に活用できるようにするために導入されてきた。そこで日本サイコオンコロジー学会（Japan Psycho-Oncology Society：JPOS）と日本がんサポーティブケア学会（Japanese Association of Supportive Care in Cancer：JASCC）は，すべての医療者ががん患者に対してエビデンスに基づく適切なコミュニケーションを行えるための一助として，精神心理的問題に関する診療ガイドラインの作成に取り組んでいる。

　日本サイコオンコロジー学会は，がんに関連した心理・社会・行動的側面について科学的な研究と実践を行い，がん患者と家族により良いケアを提供していくことを目指している学会である。サイコオンコロジー（Psycho-Oncology）とは，サイコロジー（Psychology：心理学）やサイカイアトリー（Psychiatry：精神医学）という言葉の「サイコ」と，オンコロジー（Oncology：腫瘍学）という言葉からの造語で，「精神腫瘍学」と翻訳されている。日本サイコオンコロジー学会は1987年に創設され，今日までがん医療における心理社会的ケアについて，その専門家を中心にさまざまな情報発信を行ってきた。

　日本がんサポーティブケア学会は，がん医療における包括的な支持療法を教育，研究，診療を通して確立し，国民の福祉に寄与することを基本理念とする学会である。

日本がんサポーティブケア学会では，さまざまな支持療法に関する最新の知見を収集し，現時点における最も適切な診療指針を発信していくことを重要な役割の一つとして位置づけている。

　日本サイコオンコロジー学会と日本がんサポーティブケア学会では，互いに密接に連携し，がん患者の心理社会的支援に関する適切な診療指針を作成し公表するなどの活動を通して，わが国のがん医療に良質な「こころのケア」の均てん化を目指している。

　診療ガイドラインの作成において最も大切なことは信頼性である。その信頼性を確保するためには，個人の恣意的な考えのみで記載されるのではなく，エビデンスに基づいて科学的な判断がなされること，そして作成プロセスそのものに普遍性と透明性が担保されていることが重要である。この信頼性を確保するために，日本サイコオンコロジー学会と日本がんサポーティブケア学会では，Minds による「診療ガイドライン作成マニュアル」に則ってガイドラインを作成することとした。なお，Minds による診療ガイドラインの定義は「診療上の重要度の高い医療行為について，エビデンスのシステマティックレビューとその総体評価，益と害のバランスなどを考慮して，患者と医療者の意思決定を支援するために最適と考えられる推奨を提示する文書」となっている。日本サイコオンコロジー学会と日本がんサポーティブケア学会による診療ガイドラインでは，包括的な文献検索を行い，なるべく最新の知見を集積し，それに基づいて推奨を記載するよう心がけている。しかしがん患者のコミュニケーションに関するエビデンスは必ずしも多くなく，現状ではメタアナリシスなどの統計学的検討が困難である臨床疑問が多くあるのも事実である。そこでさまざまな職種によって委員会を構成し，委員会としてのコンセンサスによって記述する方法も採用した。

2　ガイドラインの目的

　コミュニケーション技術について質の高い比較試験を行うことは難しく，臨床疑問に答えるエビデンスが限られることが予想されたが，臨床的に重要な課題についてはエビデンスが限られていても，観察研究や心理実験などの知見やエキスパートオピニオンを参照して可能な限り推奨を作ることを目指した。

　本ガイドラインの目的は，がん医療に携わる医療者を広く対象として，がん医療におけるコミュニケーションについて，その最新の知見を総括したうえで，評価と標準的対応について示すことである。

（秋月伸哉）

2 ガイドラインの使用上の注意

1 使用上の注意

1）ガイドラインの対象とした診療行為

　がん医療のコミュニケーションは，通常の診察から治療方針の相談，アドバンス・ケア・プランニング，治療後の健康管理や生活相談，患者だけでなく家族との話し合い，治験，遺伝子検査や妊孕性温存など特殊な話し合いや，終末期の蘇生指示，医師だけでなく看護師やソーシャルワーカーの面接など多様である。本ガイドラインでは，医師，看護師を中心とした医療者が行う，成人がん患者に対する「悪い知らせ」を含む治療選択などにおけるコミュニケーションを扱うこととした（「悪い知らせ」の定義は P10 を参照）。「がん告知」をはじめとする悪い知らせを伝える際のコミュニケーションはがん医療で避けることができず，常に重要で難しいコミュニケーションとして考えられているからである。

　18 歳未満，認知症など同意能力に問題がある場合，特定の治療のみを対象としたプログラム，終末期の蘇生指示，治験参加など通常のがん診療と異なる状況のコミュニケーション，日本語で利用できないプログラムについては，エビデンスに基づくガイドラインの対象としなかった。とはいえ重要な領域であるため，これらについても総論として解説した。

2）対象者

　本ガイドラインの対象者は，わが国で治療を受ける成人のがん患者とした。

3）本ガイドラインが取り扱う結果指標

　ガイドラインで扱うべきコミュニケーションの結果指標（アウトカム）について，一定のコンセンサスはない。本ガイドラインでは，Ⅱ章 総論で本ガイドラインにおけるコミュニケーションのアウトカムの考え方を記述し，「コミュニケーションに直接影響を受けるアウトカム（信頼感や意思決定の満足度など）」「間接的に影響を受ける健康関連 QOL」「社会的アウトカム（コスト，適切な意思決定プロセスなど）」の 3 領域を評価領域とし，総合的な判断を心がけた。

4）使用者

　本ガイドラインにおいて想定している使用者は，対象患者を診療する医師，看護師を中心に，悪い知らせを伝える際のコミュニケーションを行う，がん医療に携わるすべての医療者である。

5）個別性の尊重

　コミュニケーションはアウトカムも多面的であり，本来多様なものである。<u>本ガイドラインは，患者の個別性を無視した画一的なコミュニケーションを推奨するものではない</u>。本ガイドラインは最新のエビデンスを科学的に評価し，また不偏性を担保したプロセスを用いて開発しているが，ガイドラインを個々の患者へ適用するにあたっては，診療にあたる医療者・医療チームが患者の個別性に十分配慮し，責任をもって行うべきである。

6）定期的な再検討の必要性

　最新のエビデンスが日常臨床で活用されるようにするという目的でガイドラインが作成される以上，常に最新のエビデンスを基に記述を再検討し，一定期間で改訂していく必要がある。一方，コミュニケーションに関する新しい知見はそう多くない。

　本ガイドラインは2027年末までに再検討，改訂を行う予定である。改訂責任者は，日本サイコオンコロジー学会代表理事とする。

7）責　任

　本ガイドラインの内容については日本サイコオンコロジー学会および日本がんサポーティブケア学会が責任を有する。個々の患者への適用については，患者を直接担当する医療者が責任を有する。

8）利害関係

　本ガイドライン作成にあたっては，日本サイコオンコロジー学会および日本がんサポーティブケア学会，厚生労働省科学研究費補助金から費用が拠出されており，ガイドラインに扱われている内容に利害関係のある団体はもちろん，その他の団体からの資金提供も受けていない。

　ガイドライン作成に関わる委員は，日本サイコオンコロジー学会利益相反委員会によって利益相反の有無について評価を行い問題がないことを確認したうえで，日本サイコオンコロジー学会理事会による承認を得て選出されている。

2 構成とインストラクション

　「Ⅰ章　はじめに」では，本ガイドラインの目的，使用上の注意について述べるとともに，本ガイドラインで用いたエビデンスの確実性（強さ）と推奨の強さについて，その決定方法や解釈などについて説明を加えた。

　「Ⅱ章　総論」では，がん医療におけるコミュニケーションの歴史的背景，期待されるアウトカムなど，コミュニケーションに関する基礎知識について概説した。また本ガイドラインの対象外である小児や，同意能力に問題のある高齢者のコミュニケーションについても記載した。

　「Ⅲ章　臨床疑問」では，がん医療におけるコミュニケーションで，しばしば遭遇す

る臨床疑問について，エビデンスを基に解説し，推奨を明らかにした。適用する状況を特定した方がよい臨床疑問については「〈本臨床疑問・推奨文が想定している状況〉」と注釈を加えた。エビデンスが限られているため，臨床的に有益と思われる情報についても記載した。

「IV章 資料」では，本ガイドラインの作成過程を記録するとともに，各臨床疑問において用いた文献検索式などを掲載した。さらに，今回のガイドラインでは十分に扱うことができなかった点などを今後解決すべき課題としてまとめた。

3　他の教育プログラムとの関係

現在，がん医療におけるコミュニケーションに関する教育プログラムとして，最もよく用いられているものは，「医師に対する緩和ケアの基本教育プログラム」（PEACE：Palliative care Emphasis program on symptom management and Assessment for Continuous medical Education）である。PEACE のコミュニケーションプログラムは，本ガイドラインでも紹介されるコミュニケーション技法である SHARE に基づいているが，PEACE のコミュニケーションロールプレイは，臨床疑問 3 で扱っているコミュニケーション訓練ではない（訓練されたファシリテーターによる参加者のコミュニケーション技術改善のための気づきや練習が含まれていないため）（P64, 臨床疑問 3 の解説を参照）。

（秋月伸哉）

3 エビデンスの確実性（質・強さ）と推奨の強さ

1 エビデンスの確実性（質・強さ）

　本ガイドラインでは，Minds 診療ガイドライン作成マニュアル 2017 に従ってエビデンスに対する評価を決定した。まず，広義のエビデンスに対する評価を「エビデンスの確実性」とした。そして，推奨を考慮しない段階で行われるシステマティックレビューでは効果指標の確実性に対する確信という意味で，「エビデンスの確実性（質）」という言葉を用いた。さらに，推奨作成段階では推奨を支持する強さに対する確信という意味で「エビデンスの確実性（強さ）」という言葉を用いた。エビデンスの確実性（強さ）は研究デザインによってのみ定義されるわけではなく，研究と推奨との関連も加味したうえで決定される点に注意が必要である。

　臨床疑問ごとにシステマティックレビューを行い，可能な場合は定量的システマティックレビュー（メタアナリシス）を行った。採用されたエビデンスの全体（エビデンス総体）としてのエビデンスの確実性（質）を表1「エビデンス総体のエビデンスの確実性（質)」のように評価した。各臨床疑問におけるエビデンス確実性（質）の評価については，まずは研究デザインを出発点とし，個別研究のエビデンスの確実性（質）を「バイアスリスク」や「非直接性」の観点から評価したうえで，エビデンスの確実性（質）を「非一貫性」「不精確性」「出版バイアス」の観点から評価した。

　具体的には，ランダム化比較試験の場合には，エビデンスの確実性（質）は「強」を基準として評価を開始し，エビデンスの確実性（質）を下げる項目として「バイアスリスク」「非直接性」「非一貫性」「不精確性」「出版バイアス」について評価しエビデンスの確実性（質）を決定することとした。一方，観察研究の場合は，エビデンスの確実性（質）は「弱」を基準として評価を開始し，ランダム化比較試験の場合と同様に評価を行うとともに，「介入による大きな効果」「用量−反応勾配」「可能性のある交絡因子による効果の減弱」により，エビデンスの確実性（質）を「弱」から「中」あるいは「強」に上げることも検討した。

表1　エビデンス総体のエビデンスの確実性（質）

A（強）	効果の推定値に強く確信がある
B（中）	効果の推定値に中程度の確信がある
C（弱）	効果の推定値に対する確信は限定的である
D（非常に弱い）	効果の推定値がほとんど確信できない

〔小島原典子，他 編. Minds 診療ガイドライン作成マニュアル 2017 より引用改変〕

　システマティックレビューから，該当する文献が見出せなかった場合は，エビデンス総体のエビデンスの確実性（質）の評価は行わず，エキスパートの合意で原案を作成し，デルファイ法により，意見を集約した。

　エビデンスの確実性（質）は，各臨床疑問担当者が作成した原案を基に，委員会の合議により決定した。

2　推奨の強さ

　推奨の強さは，「重大なアウトカムに関するエビデンスの確実性（強さ）」「アウトカムモデルに沿って包括的なアウトカム評価ができているかどうか」「益と害のバランス」「患者の価値観・希望」「コスト・臨床応用性」を考慮して決定した。「推奨の強さ」と「推奨の内容」は，上記のエビデンスの確実性（質）の項で記述した方法と同様にデルファイ法により決定した。「推奨の強さ」は，原則として表2に示す1〜3とした。場面によって推奨の程度が異なる場合は，推奨文に記載した。

表2　推奨の強さ

1：（強く推奨する）	実施する/しないことを推奨する
2：（弱く推奨する）	実施する/しないことを提案する
3：（推奨の強さ「なし」）	（明確な推奨ができない，検討する余地がある）

〔小島原典子, 他 編. Minds 診療ガイドライン作成マニュアル 2017 より引用改変〕

3　推奨の強さとエビデンスの確実性（強さ）の臨床的意味

　推奨文としては，推奨の強さ（1，2，3）と，推奨を支持する強さに対する確信としてエビデンスの確実性（強さ）（A，B，C，D）（表3）を組み合わせた定式を用いて記述した。

　コミュニケーション技術には複数のアウトカムが存在するが，重要なアウトカム（推奨文の解説は重要なアウトカム順に記載）1つないし2つのエビデンスの確実性（質）を原則として臨床疑問全体のエビデンスの確実性（強さ）とした。

表3　エビデンス総体のエビデンスの確実性（強さ）

A（強）	効果の推定値が推奨を支持する適切さに強く確信がある
B（中）	効果の推定値が推奨を支持する適切さに中程度の確信がある
C（弱）	効果の推定値が推奨を支持する適切さに対する確信は限定的である
D（非常に弱い）	効果の推定値が推奨を支持する適切さにほとんど確信できない

〔小島原典子, 他 編. Minds 診療ガイドライン作成マニュアル 2017 より引用改変〕

（秋月伸哉）

II章　総論

1 患者-医療者間コミュニケーション

1 がんに関連する重要な話し合いの患者-医療者間コミュニケーション

　がん医療においては，がん治療方針，副作用治療の方針，生活や行動制限の方針，療養場所，鎮静や蘇生など終末期の問題，移植医療や遺伝子診断などの特殊な医療技術の判断など，さまざまな方針選択場面がある。

　がん医療における重要な話し合いにはいくつかの特徴がある[1]。

・多くの場合悪い知らせ*を伴う
・患者は心理的衝撃を受け，時に自殺につながることもある
・不確かな将来予測に基づく選択が必要である
・患者は複雑な医療情報，統計情報を理解する必要がある
・患者は心理的負担のなかで意思決定を行う
・経済的負担となる治療や生命リスクを伴う副作用が少なくなく，将来の生活への影響を想定して治療選択を行う
・医師だけでなく，複数の職種が意思決定支援に関わることがある
・医療者も，悪い知らせを伴う話し合いを負担と感じる

　以前は「がん告知」をせずに治療を行うなど，患者に十分な情報提供をせずにがん医療を行うことがあった。しかし現在の医療においては，患者・医療者がコミュニケーションをとり，患者の意向を尊重した治療選択を行うことが倫理的な原則である。がん対策推進基本計画（平成24年策定）では「患者とその家族等の心情に対して十分に配慮した，診断結果や病状の適切な伝え方についても検討を行う」べきであるとされ，重点的に取り組むべきテーマとされた。がん医療のコミュニケーションの特徴を踏まえたコミュニケーション技術習得のため，がん医療に携わるすべての医師が受講する緩和ケア研修にコミュニケーション技術が盛り込まれ，徐々に受講者が増えている。またコミュニケーション支援の一つとして，がん相談支援センターががん診療連携拠点病院に設置されている。

2 医療者のコミュニケーション技術

　コミュニケーションは重要な臨床技術である。がんに関連する重要な話し合いのコ

---

*：「悪い知らせ」とは「患者の将来への見通しを根底から否定的に変えてしまうもの」であり，がんの診断，再発・進行，抗がん剤治療の中止などが相当する[2]。早期がんなどで医療者からみて深刻度が低い病状であったとしても，多くの患者にとっては悪い知らせであり，コミュニケーション上の配慮が必要である。

表1　医療者のコミュニケーション技術の例

非言語的コミュニケーション
・目を合わせる
・関心を示すため体を前に傾ける
・理解を示すためうなずく
・気を散らすような動作を避ける（貧乏ゆすりなど）

言語的コミュニケーション
・患者が話している時に口をはさまない
・面接の目的をはっきりさせる
・患者に話すよう促す
・患者の考え，価値観，好みを引き出す
・患者の感情を表出させ，受け止める
・家族や社会背景について質問する
・十分な情報を提供する
・専門用語を避けてわかりやすく説明する
・患者が理解できているかを確認する
・安心できるようにする
・励まし，サポートする

〔Patient-Centered Communication in Cancer Care: Promoting Healing and Reducing Suffering[1] より引用改変〕

ミュニケーションの技術とは，患者に何を伝えるかといった言語的メッセージに加え，しぐさ，姿勢，表情などの非言語的メッセージ（**表1**）[1]，伝える場所，タイミングなどが含まれる。医師の経験則，心理カウンセリング技術，患者の意向などに基づき，学習できるよう客観的な行動としてまとめたスキル集（SPIKES, SHARE など[3,4]）も開発されている。

　一方，SPIKES, SHARE などのコミュニケーション技術集や，個々のコミュニケーション技術（目を合わせる，共感的な態度をとるなど）が役に立つかどうかの検証は十分に行われていない。またどのようなコミュニケーション技術が適切かについては，文化差がある可能性も示唆されている。

　がん医療におけるコミュニケーションには，看護師など医師以外の職種が関わることも多く，コミュニケーション技術は医師のみに重要なスキルではない。医師以外の医療者によるコミュニケーション支援が利用しやすいことも必要である。

3　患者のコミュニケーション技術

　コミュニケーション技術は医療者だけでなく，自己決定のためには患者自身も習得することが望ましい。患者にとって役に立つと考えられるコミュニケーション技術を**表2**[1]に示す。コミュニケーションを促進するためのツール（冊子やビデオ，パンフレットなど）が作成されている。また患者自身の意向を整理し，コミュニケーション技術を高める教育的アプローチも研究されている。

Ⅱ章

総論

表2　患者のコミュニケーション技術の例

質問する
適度な自己主張
・選択肢を提供する
・好みを述べる
・必要な時に口をはさむ
・健康に関する考え方を共有する
・話し合いたい問題を伝える
心配や感情を表出する
・感情を表出する
・心配や恐れを話す
・不満を伝える
日々の生活を通じた健康の「物語」を話す

〔Patient-Centered Communication in Cancer Care: Promoting Healing and Reducing Suffering[1]より引用改変〕

4　コミュニケーションのアウトカムは何か

　医療コミュニケーションやインフォームド・コンセントの概念が成立した背景には，患者の権利意識の変化（世界医師会リスボン宣言 1981），医療における意思決定プロセスの変化〔パターナリスティックな意思決定から患者中心的アプローチ（patient-centered approach），協働意思決定（shared decision making）〕，医療訴訟の増加など，社会背景の変化がある。この観点から，良い医療コミュニケーションとは，社会的なニーズに応えたコミュニケーション（倫理的に適切なインフォームド・コンセント，理解や適切な医療利用促進による医療格差の是正など）であるということができる。その他のコミュニケーションの社会的なアウトカムとして，医療コスト（終末期の過剰な医療を避ける，医療者の負担など）がある。

　一方，医療において通常重要なアウトカムは生存期間，もしくは健康関連 QOL（quality of life；生活の質）である。インフォームド・コンセントを前提としたがん医療において，医療者と患者・家族とのコミュニケーションを行い，治療選択がなされ，その結果が健康状態に反映される。コミュニケーションは医療行為選択に介在する（より妥当な医療行為を選択しやすくなる，医療行為へのアドヒアランスを向上させるなど）ことで，間接的に生存期間や，健康関連 QOL に影響する可能性がある。

　治療方針の決定には，生存期間や QOL への影響だけでなく，患者の価値観を反映することも重要である。医療者とのコミュニケーションを通じ，自分の考えが反映された意思決定であると感じる，意思決定のプロセスに満足を感じる，対応する医療者を信頼できると感じるといった，コミュニケーションが直接影響するアウトカムもある。特に根治が望めない状況などでは，これらは重要なアウトカムである。

　このようにコミュニケーションのアウトカムは多面的であるが，何が「真のアウトカム」であるか明確なコンセンサスはない[5]。

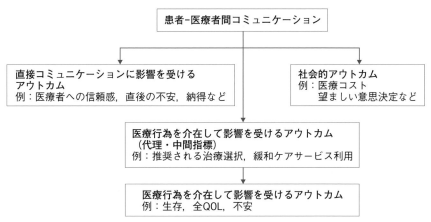

図1　アウトカムモデル図

　本ガイドラインでは推奨文作成にあたり，コミュニケーションに直接影響を受けるアウトカム，医療行為を介在して影響を受ける健康関連 QOL（とその代理指標である治療選択），社会的アウトカムをそれぞれ独立した重要なアウトカムとして評価し，総合的に推奨を作成する方針とした（図1）。

　また状況により重視されるアウトカムが変わることがある。選択肢の優劣がある場合や重大な副作用がある治療選択などでは，悪い知らせを伝える心理的衝撃よりも疾患と治療法の適切な理解が重視されるかもしれないし，うつ病などで心理的衝撃の影響が深刻であると考えられる場合は一時的に病状の理解を優先しないことがあるかもしれない。

　そのため，本ガイドラインではなるべく状況を明確にして推奨を検討した。

5　コミュニケーションは改善できるか

　望ましいと思われるコミュニケーションについていくつかの指針が示されている[6]。臨床現場でコミュニケーションの指針が反映されるよう，医療者，患者双方に対する教育介入が開発されつつある。本ガイドラインでは医療者へのトレーニング介入や患者も含めたコミュニケーションシステムなどコミュニケーションを改善する方法についても取り扱った。

　医療者に対するコミュニケーション技術研修については，訓練による医療者の考え方の変化→技術の習得→臨床現場での実践→患者アウトカムの関係モデルが想定されている。本ガイドラインでは，コミュニケーション技術研修の最重要アウトカムを患者アウトカムとしつつ，中間アウトカムである医療者の技術習得についても評価した。

6　本ガイドラインの適用範囲

　上述を踏まえ，本ガイドラインはがんに関連する重要な話し合いのコミュニケー

ションについて作られている。重要な話し合いはおおむね難治がん診断と初期治療，再発・進行，抗がん治療中止の状況を想定している。なお移植や遺伝子検査，整容を目的とした形成手術など個別の治療に特化したコミュニケーションは扱っていない。

また患者に意思決定能力（Ⅱ章-3「高齢がん患者のコミュニケーション」参照）があること，悪い知らせを含めて重要な話し合いをしたい意向があることは本ガイドラインを適用する前提である。

7 本ガイドラインで扱う臨床疑問と診療の流れ

1）悪い知らせを伝える際のコミュニケーション技術研修を受けるかどうか

医師を対象とした悪い知らせを伝える際のコミュニケーション技術は標準的な医学教育として特別なプログラムは実施されてこなかったが，がん対策基本法に基づくがん対策推進基本計画（平成19年6月15日閣議決定）を背景に，厚生労働省健康局長通知「がん診療に携わる医師に対する緩和ケア研修会の開催指針」（平成20年4月1日付け健発第0401016号）が発出され，がん診療に携わるすべての医療者に対する緩和ケア研修会ががん診療連携拠点病院に義務づけられた。緩和ケア研修会には悪い知らせを伝える際のコミュニケーションに関するプログラム（SHAREに基づく90分の講義，90分から120分のファシリテーター・模擬患者を用いないロールプレイ）が含まれている。

一方，SHARE，SPIKESなど悪い知らせを伝える際のコミュニケーション技術を習得するためのコミュニケーション技術研修プログラムも開発・実践されており，標準的な教育機会に加えて研修を受けることができる（図2）。

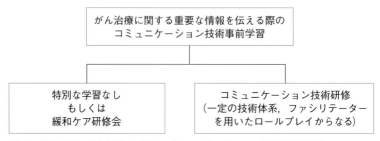

図2　悪い知らせを伝える際のコミュニケーション技術事前学習

2）悪い知らせを伝える

外来，入院などの診療場面で，がん診断，再発，抗がん剤治療継続困難など重要な悪い知らせが明らかになった際，医師は患者や家族にこれらの情報を伝え，その後の治療方針を決定する。話し合いは一度で終わるとは限らず，面談室の内外で看護師をはじめ多職種が関わってコミュニケーションが行われることも少なくない。この際，患者が知りたいことを知り，より良く状況を理解できるような支援（質問促進リスト），構造化された多職種によるサポートプログラム（意思決定ガイド：Decision Aids）

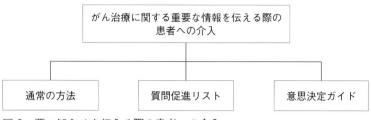

図3　悪い知らせを伝える際の患者への介入

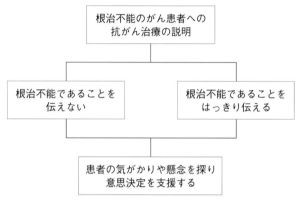

図4　根治不能のがん患者への説明

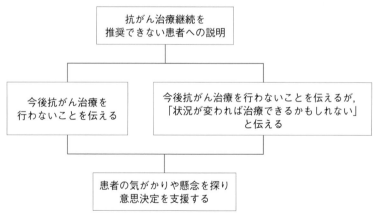

図5　抗がん治療継続を推奨できない患者への説明

が開発されており，併用することができる（**図3**）。

　情報が明らかになり次第速やかに，患者に対して情報を伝えることが原則であるが，予後など不確かさを伴う情報や，治癒困難など強い心理的衝撃が予想される場合に，どの程度詳細を伝えるかが伝える医療者や患者の状態によって異なることがある。いずれの選択でも，患者の気がかりや懸念を探るアプローチを行う（**図4〜6**）。

（秋月伸哉）

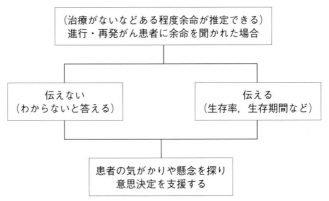

図6　進行・再発がん患者への説明

▮文　献

1）A Patient-Centered Approach to Cancer Communication Research. Epstain RM, Street RL. Patient-Centered Communication in Cancer Care: Promoting Healing and Reducing Suffering. pp1-17, National Cancer Institute, NIH Publication No.07-6225. Bethesda, MD, 2007

2）ロバート・バックマン著．恒藤暁 監訳．真実を伝える：コミュニケーション技術と精神的援助の指針．診断と治療社，2000

3）Baile WF, Buckman R, Lenzi R, et al. SPIKES-A six-step protocol for delivering bad news: application to the patient with cancer. Oncologist 2000; 5: 302-11

4）Fujimori M, Shirai Y, Asai M, et al. Effect of communication skills training program for oncologists based on patient preferences for communication when receiving bad news: a randomized controlled trial. J Clin Oncol 2014; 32: 2166-72

5）A Framework for Patient-Centered Communication in Cancer Care. Epstain RM, Street RL. Patient-Centered Communication in Cancer Care: Promoting Healing and Reducing Suffering. pp39-66, National Cancer Institute, NIH Publication No.07-6225. Bethesda, MD, 2007

6）Kissane DW, Bylund CL, Banerjee SC, et al. Communication skills training for oncology professionals. J Clin Oncol 2012; 30: 1242-7

2 がん医療におけるコミュニケーション

1 日本のがん告知の推移とインフォームド・コンセント

　進行・終末期がん患者への告知の是非について議論されていた1990年代に厚生省により，がん告知に関する調査が行われた。終末期がん患者の看取りを行った主介護者を対象に保健師が聞き取り調査を行った結果，がんの告知率は18.2%（1992年）から28.6%（1994年）へと上昇傾向であった（**表3**）。その10年後に行われた一般病院対象の調査（2006年）では告知率65.9%，がん対策基本法（2007年）を挟んだ2012年の同様の調査では告知率73.5%であり[1]，この時期に開示の方向に劇的に上昇していることを示していた。2016年には，国立がん研究センターが全国778施設を対象に院内がん登録全国集計を実施し，その結果，告知率は94%に達していることが明らかになった。告知率の調査方法，対象などはさまざまであるものの，1990年代では20%に満たなかった告知率は，現在に至る30年間で増加傾向であり，がん告知が前提の医療が進められている。

　インフォームド・コンセントを前提とする医療では，医療行為を受ける患者に対して，疾患や治療について丁寧に説明し，正確な情報を十分に理解していることを確認したうえで，方針について自由意思に基づく合意を得る必要がある。インフォーム

表3　日本におけるがん患者への病名告知率，医師の告知方針の推移

著者（年）	調査 実施年	病名告知率 /方針（%）	対象と方法
Uchitomi, et al.（1995）[2]	1989	14	全国21がん診療施設・10臨床研修指定病院の医師329名のうち，終末期がん患者の半数以上に病名告知を行っている割合
Tanida（1998）[3]	1991	13	都市の大学病院医師179名のうち，真実を伝える方針の割合
厚生省（1993）	1992	18.2	厚生省全国遺族調査，11都道府県40〜64歳の末期がん患者を看取った1,918名の遺族に聞き取り
厚生省（1995）	1994	28.6	厚生省全国遺族調査，12都道府県40〜64歳の末期がん患者を看取った1,590名の遺族に聞き取り
Matsushima（2008）[4]	2006	65.7	全国一般病院施設がん診療担当医師1,499名に推計を依頼
Ichikura, et al.（2015）[1]	2012	73.5	全国一般病院施設がん診療担当医師1,224名に推計を依頼
―	2016	94	全国778施設の院内がん登録集計

ド・コンセントの際は，対象となる治療の目的・名称・内容・期待されている結果のみならず，代替治療，副作用，費用，予後までも含んだ正確な情報が提供されることが望まれている。また，患者側が納得するまで質問し，説明を求める態度をとることも重要である。患者家族と医療者の協働意思決定の過程では，患者の理解を確認するとともに，患者にとって何が重要なのか話し合うことが必要である。インフォームド・コンセントについて，わが国では，1990年に日本医師会生命倫理懇談会が「説明と同意」と表現し，「患者の自己決定権を保障するシステムあるいは一連のプロセスである」と説明している。1997年に医療法が改正され，「医師，歯科医師，薬剤師，看護師その他の医療の担い手は，医療を提供するにあたり，適切な説明を行い，医療を受ける者の理解を得るよう努めなければならない」と，法律として初めて明文化されている。

2 がん医療におけるコミュニケーションと患者の意向 ―病名告知から終末期の話し合いまで―

　がん告知が前提の医療が進められ，生存率に改善がみられている一方，がん罹患・告知による精神的負担や意思決定の問題などさまざまな心理社会的課題が残されている。

　医師の望ましいコミュニケーション（言動）は患者のストレスや前向きさに好影響を及ぼす[5]ことから，医師-患者間の良好なコミュニケーションは，がん罹患・告知による精神的負担を軽減させうる予防策・対応策として中核をなすものと考えられる。また，進行・終末期がんでは，治療選択の際に不確実性が高い場合が少なくなく，患者と家族の意向が重要となる。多くの患者は治療・ケアを決める際に医療者から一方的に説明されるのではなく，医療者との「協働意思決定（shared decision making）」における役割を担いたいと感じている[6]。また協働意思決定を促進することで患者の感情状態の改善や決断に対する満足度の向上，終末期における過剰な積極的抗がん治療の減少などがみられる[7]との報告があり，情報提供は一方向ではなく医療者と患者が双方向的に話し合い，共有することが重要である。

　しかし，進行がんでは，予後や治療選択に関するコミュニケーションが不十分であることが少なくなく，患者の意向とは一致しない積極的治療が提供されることがあり，患者は治癒可能性に非現実的な期待をして[8]，ホスピスへの紹介が利益をもたらすには遅すぎることがあるなど，予後や標準治療後の療養といった重要な話し合いは患者が死亡する直前に行われていることが指摘されている[9]。

　医師側への介入として，患者の意向に即したコミュニケーション技術が開発されている。がんの診断や再発，積極的抗がん治療の中止といった悪い知らせは患者にとって大きなストレスとなるライフイベントであるが，その際に医師が共感を示すなど効果的なコミュニケーション行動をとると，患者のストレス反応や不安を低減させ，信頼関係を促進することがランダム化比較試験により示されている[10]。このコミュニケーション技術研修会は全国で行われており[11]，2019年度までに1,665名の医師が修

表4　抗がん治療中止と緩和ケアへの移行に関するコミュニケーションスタイルの意向

項目	平均	標準偏差	強く望む (%)	望む (%)	どちらともいえない (%)	望まない (%)	強く望まない (%)
現在の病気の状態および今後出現する身体の症状について説明する	4.38	0.58	42.7	52.4	4.9	0.0	0.0
理解しやすいように，検査の結果や写真を見せながら説明する	4.36	0.57	40.8	54.4	4.9	0.0	0.0
つらい症状や困っていること，気がかりなことに関する話を十分聞いてくれる	4.36	0.56	39.6	56.4	4.0	0.0	0.0
今後の診療方針について話し合う	4.32	0.61	38.8	55.3	4.9	1.0	0.0
痛みなどの症状を緩和する方法（緩和ケア）について説明する	4.31	0.56	35.6	59.4	5.0	0.0	0.0
痛みをはじめ，緩和ケアで身体症状をコントロールできることを伝える	4.30	0.52	33.0	64.1	2.9	0.0	0.0
今までの治療経過を踏まえ，今，抗がん治療が勧められない理由を説明する	4.28	0.58	35.0	58.3	6.8	0.0	0.0
あなたがホスピス・緩和病棟への入・転院や，自宅療養を望む場合，これからも連携先の医師や看護師と相談しながら責任をもって一緒に診療していくことを伝える	4.25	0.60	33.3	57.8	8.8	0.0	0.0
どこでどのような緩和ケアを受けられるのか説明する	4.22	0.52	26.5	68.6	4.9	0.0	0.0
「今後も引き続きあなたの相談にのっていきます」と言葉をかける	4.21	0.60	30.4	59.8	9.8	0.0	0.0
一方的ではなく，質問がないか尋ねながら説明する	4.16	0.56	24.5	66.7	8.8	0.0	0.0
はっきりと伝える	4.16	0.70	28.2	63.1	5.8	1.9	1.0
家族のみに伝える	1.84	0.95	1.0	7.0	11.0	37.0	44.0
あなたより先に家族に伝える	1.79	0.77	0.0	2.0	15.0	43.0	40.0

1：強く望まない〜5：強く望む

〔Umezawa S, et al. Preferences of advanced cancer patients for communication on anticancer treatment cessation and the transition to palliative care. Cancer 2015; 121: 4240-9 より引用改変〕

了している。また患者への介入法としては，進行がんの診断を受けた初診患者を対象とした，初回治療に関する説明の際に患者から医師への質問を促すための質問促進リスト（Question Prompt List：QPL）が開発され，ランダム化比較試験により有用性が示されている[12]。

　難治がん治療の経過のなかで，積極的抗がん治療の中止・緩和ケアへの移行という大きなストレスを伴う内容に関し，患者はどのように説明を受けたいのか，質問票（57項目）による意向調査が国立がん研究センターで行われた[13]。積極的抗がん治療中止について説明を受けた進行がん患者106名に対し，コミュニケーションの意向を尋ねた。90％以上の患者が望むと回答した12項目と80％以上の患者が望まないと回答した2項目を表4に示す。今後の見通し（余命）についての伝え方や心のケアについて

Ⅱ章

総論

の項目は意向が異なる結果であり，患者それぞれの意向に合わせて伝える必要があると考えられた。積極的抗がん治療中止を伝える際に，多くの患者には，「苦痛症状をコントロールできることについて保証してほしい」「これからの生活に対し現実的に対応してほしい」という意向がみられており，これらの意向を考慮したコミュニケーションが望まれる。

　進行がんでは，死と時間が限られていることに直面する一方で，多くの現実的問題に対応していかなければならない。その状況下で，予後がどれくらいなのか担当医に尋ねる患者は少なくない。予後を伝えた方がよいのか，伝えるとしたらどのように伝えるべきかなど，予後告知は進行がん患者・医療者双方にとって最も重要かつ難しいコミュニケーションである。多くの患者が予後の説明を望んでいるという報告があるが[14,15]，2006 年と 2012 年に行われた全国の一般病院対象の調査結果では，予後告知率がそれぞれ 30.1%，32.5% であり[1]，およそ 3 人に 1 人の患者のみが予後告知を受けている状況が明らかとなっている。米国臨床腫瘍学会（ASCO），欧州臨床腫瘍学会（ESMO）のガイドラインでは，進行がん患者との終末期の話し合い（end-of-life discussion）をもつことを推奨しており[16,17]，予後に関する率直な話し合いによって，患者は病状をより正確に理解し，現実的な予後の認識を得ることができ，患者と家族が十分な情報に基づいた決定を下せるようになると考えられている。しかし，予後やホスピスへの移行などを含む終末期の話し合いは医師にとっていまだ困難を伴うものである[18]。予後についての話し合いを望む患者にはどのように伝えればよいのか，患者の意向をより理解するため，具体的なシナリオ（余命 2 年程度）と台詞を用いた調査が全国 412 名のがん患者を対象に行われた[19,20]。その結果，がん患者は，予後告知の際には予測される期間に広い幅を付けた台詞や"最善を望みながらも，備えはしておく"ことを添えた台詞を好むことが明らかになった。また，DNAR（心肺停止時に心肺蘇生を行わないこと）の説明の際には苦痛緩和に努めると添えた台詞，ホスピスへ紹介する際には紹介の目標を明確にしつつ切れ目のないケアや「見捨てないこと」を保証する台詞を好むなど，保証し安心感を与えるような言葉を追加することの効果が示唆された。

　このように，がん医療の変遷のなかで，進行・終末期がん患者の負担を軽減し，意向に即した治療・療養を実現するため，医療者‒患者間のコミュニケーションに関する調査，介入研究が行われており，がんの心理社会的側面に対してもエビデンスに基づく医療が実現されるよう努力が重ねられている。

（岡村優子）

▌文　献

1) Ichikura K, Matsuda A, Kobayashi M, et al. Breaking bad news to cancer patients in palliative care: a comparison of national cross-sectional surveys from 2006 and 2012. Palliat Support Care 2015; 13: 1623-30
2) Uchitomi Y, Okamura H, Minagawa H, et al. A survey of Japanese physicians' attitudes and practice in caring for terminally ill cancer patients. Psychiatry Clin Neurosci 1995; 49: 53-7
3) Tanida N. Japanese attitudes towards truth disclosure in cancer. Scand J Soc Med 1994; 22: 50-7

4) Matsushima E. National survey about decision-making for end-of-life care in cancer patients. Journal of the Japanese Association of Medical Law 2008; 24: 45-54

5) Uchitomi Y, Mikami I, Kugaya A, et al. Physician support and patient psychologic responses after surgery for nonsmall cell lung carcinoma: a prospective observational study. Cancer 2001; 92: 1926-35

6) Noteboom EA, May AM, van der Wall E, et al. Patients' preferred and perceived level of involvement in decision making for cancer treatment: a systematic review. Psychooncology 2021; 30: 1663-79

7) Temel JS, Greer JA, Muzikansky A, et al. Early palliative care for patients with metastatic non-small-cell lung cancer. N Engl J Med 2010; 363: 733-42

8) Weeks JC, Catalano PJ, Cronin A, et al. Patients' expectations about effects of chemotherapy for advanced cancer. N Engl J Med 2012; 367: 1616-25

9) Mack JW, Cronin A, Taback N, et al. End-of life discussions among patients with advanced cancer: a cohort study. Ann Intern Med 2012; 156: 204-10

10) Fujimori M, Shirai Y, Asai M, et al. Effect of communication skills training program for oncologists based on patient preferences for communication when receiving bad news: a randomized controlled trial. J Clin Oncol 2014; 32: 2166-72

11) Yamada Y, Fujimori M, Shirai Y, et al. Changes in physicians' intrapersonal empathy after a communication skills training in Japan. Acad Med 2018; 93: 1821-6

12) Shirai Y, Fujimori M, Ogawa A, et al. Patients' perception of the usefulness of a question prompt sheet for advanced cancer patients when deciding the initial treatment: a randomized, controlled trial. Psychooncology 2012; 21: 706-13

13) Umezawa S, Fujimori M, Matsushima E, et al. Preferences of advanced cancer patients for communication on anticancer treatment cessation and the transition to palliative care. Cancer 2015; 121: 4240-9

14) Johnson M, Tod AM, Brummell S, et al. Prognostic communication in cancer: a critical interpretive synthesis of the literature. Eur J Oncol Nurs 2015; 19: 554-67

15) Enzinger AC, Zhang B, Schrag D, et al. Outcomes of prognostic disclosure: associations with prognostic understanding, distress, and relationship with physician among patients with advanced cancer. J Clin Oncol 2015; 33: 3809-16

16) Gilligan T, Coyle N, Frankel RM, et al. Patient-clinician communication: American Society of Clinical Oncology consensus guideline. J Clin Oncol 2017; 35: 3618-32

17) Schrijvers D, Cherny NI; ESMO Guidelines Working Group. ESMO Clinical Practice Guideline on palliative care: advanced care planning. Ann Oncol 2014; 25 (Suppl 3): iii38-42

18) Mori M, Shimizu C, Ogawa A, et al. A national survey to systematically identify factors associated with oncologists' attitudes toward end-of-life discussions: what determines timing of end-of-life discussions? Oncologist 2015; 20: 1304-11

19) Mori M, Fujimori M, Ishiki H, et al. The effects of adding reassurance statements: cancer patients' preferences for phrases in end-of-life discussions. J Pain Symptom Manage 2019; 57: 1121-9

20) Mori M, Fujimori M, Ishiki H, et al. Adding a wider range and "hope for the best, and prepare the worst" statement: preferences of patients with cancer for prognostic communication. Oncologist 2019; 24: e943-52

Ⅱ章

総論

コミュニケーションは，がん医療において治療方針に関する意思決定が適切に行われるために重要である。適切なコミュニケーションは，患者の意思決定に関する主体的な参加を強め，意思決定に関する満足度を高める。その手段として shared decision making（協働意思決定）が提言されてきた。

近年，超高齢社会を迎え，高齢者，特に認知症患者への意思決定支援が課題となる。

重要な場面において適切な意思決定を行う能力を総称して意思決定能力と呼ぶが，意思決定能力がその人の生涯でどのように発達するかについては常に問題となってきた。例えば，青年期では経験の不足から無茶な判断をしがちな面があり，交通事故を比較的多く起こしやすいことが指摘されている[1]。一方，高齢者では経験は積んでいるにもかかわらず，今後の展開を十分に想像することが難しいことから破産する者も多い[2]。加えて，医療においても治療が必要にもかかわらず，処方された薬を内服しなかったり，必要な治療を受けないことが指摘されてきた[3]。適切な意思決定が難しい場合には患者の能力を適切に評価し，能力の向上を図る効果的な支援を提供することが期待され，そのための意思決定支援やコミュニケーションの改善が検討されている。

1 意思決定能力

医療において，適切なインフォームド・コンセントが成立するためには，患者が医療者から受けた説明内容を適切に理解し判断する能力を有していることが前提となる。この前提となる能力を「意思決定能力（decision making capacity）」という。

意思決定能力に関しては，わが国では意思決定支援に関するいくつかのガイドラインに記載されている。意思決定支援における基盤となる支援方法を記載した「認知症の人の日常生活・社会生活における意思決定支援ガイドライン」では，意思決定能力は，以下の4つの機能が統合されたものとしている[4]。

①理解力（understanding）：提供された情報を理解・保持し，自分の言葉で説明できる。診断や治療を理解できる

②認識する能力（appreciation）：自分自身の診断や治療，治療の選択により将来起こりうる結果を自分のこととして認識し考える能力

③論理的な思考能力（reasoning）：診断や治療に関する情報を参考に，論理的に比較考察する能力

④選択を表明する能力（states a choice）：意思決定の内容を明瞭に表明する能力

物事の理解や判断を行う精神機能に対して一定の基準を設定し，それを満たすかどうかにより，その人の意思表明を認めるかどうかを判断する概念が意思決定能力であ

る。歴史的に障害のある人を無能力視する偏見や固定観念が存在してきた。その経緯から，障害者の権利に関する条約では，法的能力の平等と意思決定への必要な支援を要請するよう定められるに至った。わが国においても，障害者権利条約の批准を受け，成年後見制度利用促進基本計画が組まれ，意思決定に関するガイドライン作りが進められている。医療においても，医療者は自らが行う説明を患者が理解できているかどうかを評価し，可能な限り本人が自ら決定できるように支援をする必要がある。

2　医療における意思決定

　一般に，課題に応じて適切な判断を行う能力は，加齢に伴い大きく落ちることはない。しかし，その判断に至る過程で，若年者と高齢者では用いる方略が異なる[5]。

　一般に若年者は，情報を多く網羅的に収集し，系統立てて情報を統合しながら判断するボトムアップスタイルをとることが多い。このスタイルは，経験に依存せず，客観的な情報を多量に収集し，検討する能力に余裕のある場合に適応しやすい。

　一方，高齢者は，経験を基とした判断のプロセス，言い換えれば過去の経験から「こうあるだろう」という予測により進めていくプロセスをとる傾向がある。このプロセスは，相応の経験と信頼できる知識が蓄積されていることが前提となる。

3　家族の影響

　がんなどの治療を受ける・受けないという選択は，本人の生命はもとより，家族の生活にも大きな影響を与えることから，家族が同伴する・しないということがその決定を左右する。

　例えば，高齢者腫瘍の代表例である前立腺がんは，その悪性度に幅があることが知られている。言い換えれば，生命に影響するリスクが高い場合から低い（余命に影響をしない）場合までである。特にリスクが低い場合には，治療をせずに経過をみても余命に影響しないことが科学的にはわかっている。しかし，実際には，経過をみることを「何もしない」こととととらえ（実際には積極的に定期的な観察をするため，何もしないわけではない），何もしないことに耐えられずに治療を希望することがしばしばある。医師と患者が治療をするか，経過観察をするかを話し合う際に，妻が同席すると，医師が経過観察の案を提示しない傾向があるとの報告がある[6]。

4　認知症と意思決定支援

　わが国では 65 歳以上の 15％が認知症に罹患している。そのうえ，ほぼ同等の数が，認知症の予備軍（軽度認知機能障害）と見積もられている[7]。今後，日本人の 5 人に 1 人は認知症になると推測されることを考えると，認知症は決してまれな疾患ではないことがわかるだろう。

　従来，認知症の意思決定支援は，ともすると本人が物事を決めることが難しくなり，

不適応などの問題に直面してから議論されることが多く，困難事例への対応として認識されがちであった。

　特に認知症の領域での意思決定支援の議論では，認知症の診断と「意思決定ができる・できない」の概念（意思決定能力）が混同されていたり，従来の障害者支援の流れから保護的な面を強調する傾向が強かった。

　そこで，認知症の領域において，ノーマライゼーションの流れに沿い，認知症の人の自己決定を可能な限り補うための支援とはどのようなものか，その考え方や実践を提示することを目的に，厚生労働省は2018年6月に，「認知症の人の日常生活・社会生活における意思決定支援ガイドライン」を公開した[4]。

　このガイドラインは，本人の残存能力を活かして，本人が可能な限り意向を表明できるように支援することを目指して，意思決定支援を，①意思形成支援，②意思表明支援，③意思実現支援の3つのプロセスに分け，それぞれのプロセスが適切に進んでいるかどうかを確認することを通して，本人の能力に応じた適切な支援が提供できているかを検討する枠組みを示している。

　特に，自ら意思決定できるように，認知症が軽度の段階から，今後の生活がどのようになるかの見通しを，本人を中心に話し合っていくという「早期からの継続的な支援」をガイドラインの柱の一つとして提案し，認知症におけるアドバンス・ケア・プランニングの考えを反映させている。この視点の転換は非常に大きい。新たな支援の流れをどのように実現していくか，今後の具体的な実践と経験を共有していくことが重要である。

　それでは，高齢者の意思決定に対して，どのような支援を行えれば，より質の高い支援といえるだろうか。

　支援を考えるうえで押さえるべき点は，高齢者の意思決定の特徴を踏まえることである。前述の通り，高齢者は経験や既に得ている知識を基に判断を進める傾向がある。そのため，

①事前にもつ知識と親和性が高くなるように情報を体系化して提示する方が，理解が促進される可能性が高い

②情報も，より問題に直結するものを中心にまとめることが好まれる

③選択肢を提示する場合も主たる要素3，4点に絞って系統立てて提示する工夫が望まれる

といえる。

　特に，価値観に沿った提示は重要であることから，

①患者の価値観や大事に思っていることをあらかじめ確認し，その価値観を軸にして選択肢を提示する

②治療を決めるに際して，考えておかなければならない重要な項目を優先して提示する

③決めなければならない項目が何かをあらかじめ確認して共有する

④意見が分かれることの少ない点については，医療者側が勧める選択肢を示す（強制はしない）

⑤選択肢の提示は比較が容易な3，4点に留めるようにする

ことが工夫として挙げられる。

　次に配慮すべきは，経験に基づく判断がバイアスの影響を受けやすくなる点である。医療者はバイアスについて知ることが重要である。

　支援をするうえで重要な点は，コミュニケーションである。あらかじめ価値観を確認したうえで，価値観に沿って検討しなければならない項目を優先して先に挙げることに加えて，どのような基準で判断をしているのかに注目した支援が求められる。

　例えば，がんの治療を受ける場合でも，その治療をどのように受け止めるかは患者によって全く異なる。ある患者は，がんに罹患したことを「損失」ととらえ，失ったものを取り返すことを意識することがある。この場合，効果が未確立の治療や治験への参加を希望したり，民間療法を選んだりすることがある。別の場合では，がんに罹患したことよりもがんの治療を受けること自体をリスクとしてとらえる場合もある。この場合，「今はなんともないのに，がん治療を受けることでかえって体がボロボロになる」と治療を避けることもある。患者が考えている基準を理解し，言語化したうえで患者の価値観に沿った選択肢かどうかを確認することも重要である。

　上のような取り組みは，支援者がある程度時間をかけて意思決定に継続的に関わることで，実現が可能となる。特に，治療の初期の段階で，今後起こりうることを考えるきっかけを医療者が提案することは，重要な機会となりうるだろう。たとえば，終末期の事前指示に関連する厚生労働省の調査では，事前指示について話し合ったことがない理由を尋ねると，一般国民の56％は話し合うきっかけがなかったからと回答している。また，話し合うきっかけとなった出来事については，52％が自分の病気，61％が家族などの病気や死，19％が医療者などによる説明の機会を得た時と回答しており，自分や家族が病気に関わった時に話し合う機会を得ていることがわかる[8]。同じく，死が近い場合に受けたい医療・受けたくない医療についての情報をどこから得たいか，との問いには，国民の67％が医療機関などからと回答していた。このことからも，生命に関わる病気の治療を行う際には，治療の早い段階で，今後のことを話し合う機会を提案することは，意思決定における患者自身の検討を促し，いざという時に決めることができなくて右往左往するリスクを回避する働きかけとなりうるだろう。

5　おわりに

　高齢者の医療における意思決定支援について，その現状と課題を整理した。わが国では，高齢者の意思決定の特徴に関する知見，特徴に基づく意思決定支援の系統的な指針が十分でない現状がある。高齢者の意向に沿った意思決定支援を提供しコミュニケーションを改善するための研究，指針づくりが求められる。

（小川朝生）

■文　献

1）Turner C, McClure R. Age and gender differences in risk-taking behaviour as an explanation for high incidence of motor vehicle crashes as a driver in young males. Inj Control Saf Promot 2003; 10: 123-30

2) Thorne D, Warren E, Sullivan TA. Increasing vulnerability of older Americans: evidence from the bankruptcy court. Harvard Law & Policy Rev 2009; 3: 87-101

3) Park DC, Morrell RW, Frieske D, et al. Medication adherence behaviors in older adults: effects of external cognitive supports. Psychol Aging 1992; 7: 252-6

4) 厚生労働省. 認知症の人の日常生活・社会生活における意思決定支援ガイドライン. https://www.mhlw.go.jp/file/06-Seisakujouhou-12300000-Roukenkyoku/0000212396.pdf

5) Sinnott D. A model for solution of ill-stuructured problems: Implications for everyday and abstract problem solving. Sinnott JD, ed. Everyday problem solving: Theory and applications. pp72-99, Praeger, New York, 1989

6) Davis K, Bellini P, Hagerman C, et al. Physicians' perceptions of factors influencing the treatment decision-making process for men with low-risk prostate cancer. Urology 2017; 107: 86-95

7) 朝田隆. 都市部における認知症有病率と認知症の生活機能障害への対応: 総合研究報告書. 厚生労働科学研究費補助金認知症対策総合研究事業

8) 人生の最終段階における医療の普及・啓発の在り方に関する検討会. 参考資料4: 人生の最終段階における医療に関する意識調査報告書. http://www.mhlw.go.jp/stf/shingi2/0000199004.html

4 がんを患う子どもに真実を伝えること

1 緒　言

　わが国における小児がんの子どもへの病名告知の推移をみてみると，小児白血病研究会による1997年の調査[1]では中学校生徒の81～100％に病名病状説明を行っている施設は2割に満たないが，2008年の調査では71.4％に上昇している。2005年に報告された小児がん専門医への調査では，子どもにはっきりとがんという診断名を「いつも」伝えている医師は9.5％，「ほとんど」伝えている医師を含めても38.2％であった[2]。2018年に報告された全国調査報告[3]によると，6～9歳の子どもに対して61％の医師が，10～15歳の子どもに対して85％の医師が，16～18歳の子どもに対して95％の医師が，「必ず」あるいは「たいてい」病名を伝えていると回答している。これらの報告からもわかるように，わが国では一般的に2000年に入るまで子どもに積極的に病名を告知しないことが多かったが，2000年代に入ってから告知する傾向が高まり，2010年代になると少なくとも10歳以上の小児がんの子どもの大半が病名を伝えられるように大きく変化してきた。ちなみに，米国ではわが国より30年ほど早く1970年代から80年代にかけて告知が一気に広がり，ほとんどの子どもが告知されるようになった[4]。

　もはやわが国においても子どもへの病名告知の是非については議論する状況ではなくなってきているともいえる。一方で，「治らない」ということについては，6～9歳の子どもに対して「必ず」「たいてい」伝えている医師は6％，10～15歳では20％，16～18歳でも35％である。「死が近いこと」について「必ず」「たいてい」伝えている医師は6～9歳で2％，10～15歳で11％，16～18歳で24％であった[3]。これらの結果からは，より深刻で悪い予後に関する情報を子どもに伝えることについては，必ずしも積極的に行われていない現状が見て取れる。

　こうした状況を踏まえ，子どもに「死が避けられない悪い予後」を伝えることの在り方について，「知ることそのものが重要なのか？」「真実を伝えることの効用（利益）は何か？」「そもそも子どもは知りたいのか？」「どのように真実を扱えばいいのか？」という問いを通じて検討してみたい。

2 知ることそのものが重要なのか

1）子どもの知る権利と医師の義務

　医師が医療行為を行うにあたって，患者本人への十分な情報の提示に基づく同意（インフォームド・コンセント）を得ることは法的義務とみなされている。インフォームド・コンセントの原理は「自律尊重の原則」に基づいて自己決定権を保証すること

であり，端的にいうと「治療を受けるかどうかは患者の自由である」ということである。むろん，インフォームド・コンセントの成立のためには，患者が病気についての正確な情報を十分に伝えられることが前提となる。一方で，子どものインフォームド・コンセントの扱いに関する医師の義務については法律上明確にされていない。

1989年に国連総会で採択された「子どもの権利条約」は第13条において「児童は，表現の自由についての権利を有する。この権利には，口頭，手書き若しくは印刷，芸術の形態又は自ら選択する他の方法により，国境とのかかわりなく，あらゆる種類の情報及び考えを求め，受け及び伝える自由を含む。」と表現の自由および知る権利について規定している。わが国も1994年にこの条約を国会で批准しており，国家は国内の法律や政策に反映させる義務がある。しかしながらわが国はいまだ子どもの権利条約に基づく具体的な対応を講じておらず，子どもの知る権利や意思決定の権利の法的扱いは明らかではない。こうしたなか，医療における子どもの権利について，1998年に世界医師会（World Medical Association：WMA）は「ヘルスケアに対する子どもの権利に関するWMAオタワ宣言」を採択し，子どもの自己決定権について，「子どもの要望は，そのような意思決定の際に考慮されるべきであり，また子どもの理解力に応じて重視すべきである。成熟した子どもは，医師の判断によりヘルスケアに関する自己決定を行う権利を有する（日本医師会訳）」と，成熟した子どもが医療上の意思決定の権利を有する旨を明確に規定している（WMAには日本医師会も加盟している）。しかし，わが国の医師会や小児関連の学会は，子どもの知る権利や意思決定に関する権利における医療者の義務や立場を明らかにしていない。

このように，子どもには自分自身に関わることについて知る権利があり，自分自身の受ける医療について納得して決めることが（少なくとも成熟している子どもにおいては）保証されるべきであるということが，国際的なコンセンサスとなってきている。子どもに権利があるということは誰かにそれを守るべき義務があるということになるが，わが国では必ずしも子どもの権利の法的な位置づけや小児医療現場における医療者の義務については明確にされていないのが現状である。

3　知ることの効用（利益）は何か

1）子どもにとっての効用

1960年代後半までは，わが国のみでなく欧米においても小児がんの子どもに死が避けられない事実を正直に伝えることは推奨されていなかった。それは，子どもに死の恐怖を与えたり，希望を失ったりするなど大きなストレスを背負わせることになりかねず，このような困難から子どもを守ってあげるのは大人の責務であると広く理解されてきたことによる。また，子どもは病気のことを聞きたがらないことが多く，それは子どもなりのストレス・コーピングの一つであり，情報提供を強いることは適切でないともみなされていた[4]。

しかし，1970年代から80年代にかけて，嘘のないオープンなコミュニケーションが子どもにとって有益であることが多くの研究からわかってきた。例えば，悪い知ら

せであっても真実を伝えられることによって気持ちが楽になることがある。秘密がないことは子どもが不安や懸念を率直に話せる機会を作り，周囲と共有することを可能にし，結果として子どもと家族の関係を促進させることにもつながりうる。また，悪い予後であっても予後を伝えることは必ずしも希望を奪うものではなく希望を支えることも示されており，子どもの希望は必ずしも治癒することだけではなく，病気と共にあっても，さまざまな現実的な希望をもつことができることも報告されている[5]。

　逆に，子どもは，たとえ誰からも明確に伝えられなくても，病気のことやその深刻さを知りうることが多数報告されている。実際，ある程度以上の発達段階にある子どもであれば，「がんの治療を行わない」，あるいは「がんが大きくなっていく」ということは，「がんが治らない」ということであり，つまり「死が避けられない」ということは理解できる。したがって，そのことについて直接会話するかどうかにかかわらず，病気の進行が止められない状況を知れば，おのずとその先の予後も知ることになる。その結果，子どもは病気や今後のことに不安などを感じても，この種の話題は歓迎されていないと認識することによって，声に出すことができなくなる。子どもが病気のことを尋ねないのは必ずしも，子どもが病気に対する関心が乏しいわけでも，ストレス・コーピングの一環として話題を避けようとしているわけでもなく，話す機会が与えられていないからということも大いにありうる。こうして，オープンなコミュニケーションが制限されることは，子どもに不快な感情を残し長期にわたる心理的な困難感（ストレス，不安，抑うつなど）を生じうること[6]，周囲の大人に対する気遣いから病気の話ができなくなり孤立してしまうこと，病気に対する勝手な想像を働かせて不正確な根拠によるストレスを惹起させてしまうこと，などの問題としても指摘されている。一方，「子どもには真実を伝えない方がいい」という考えを支持するエビデンスはこれまでほとんど報告されていない。

2）親にとっての効用

　子どもの年齢や経験に見合ったオープンなコミュニケーションは，子どもだけでなく，親にとっても有益なことは少なくない。スウェーデンにおける小児がんで子どもを亡くした449名の親への調査[7]によると，子どもに死について話した親147名（全体の1/3）は一人もそのことを後悔していなかった一方，子どもに死について話さなかった258名の親の27％（69名）は自身の決断を悔いており，不安や抑うつのレベルが高かった。オランダでの子どもを亡くした86名の親への調査[8]では，36％が子どもと死が避けられないことについて話をし，その80％はそのことをポジティブに受け止め，子どもに死について話すことで子どもの恐怖が軽減したと認識していた。一方，話をしなかった親は60％がそのことをポジティブに受け止めていた。

　このように，子どもに死が避けられないことを伝えオープンなコミュニケーションを行った親は総じて，伝えなかった親と比べて，後悔や心理的な問題が少なくポジティブに受け止めていることが見て取れる。

4 子どもは知りたいのか

1）子どもは知りたいのか

　死が避けられないという情報を知りたいのか，エンド・オブ・ライフの対話や意思決定に参加したいのか，子どもの意向は多様である。

　米国での17名の思春期患者への調査によると，75％の思春期患者はエンド・オブ・ライフの意思決定のために対話することを選好していた。一方，12％はそのような対話を快く思っていなかった[9]。また，子ども自身の報告に比べて，親や医療者の方が，「子どもは理解していない，意思決定への参加を快く思っていない」と思っていることも知られている。つまり，子どもは大人が思っている以上に予後を理解することができるし，エンド・オブ・ライフの意思決定に参加したいと思っているということである。ただ，知りたいと希望する子どものなかでも，親と同じだけの情報をすべて知りたいと明確に望む子どももいれば，すべてを聞くことは望まず詳細は親に任せるという子どももいる。したがって，子どもが知りたいと思っているか否かだけでなく，どの程度の情報を望んでいるのかについても子どもの意向を確認する必要があるといえよう。一方で，エンド・オブ・ライフに関するオープンなコミュニケーションを好まない子どもが存在することも古くから指摘されている。しかし，子どもがオープンなコミュニケーションをしたくない理由は，子ども自身が好まないというだけではなく，親がその話題を好まないからということもあるため[10]，なぜ知りたくないのかを理解する必要もあるだろう。また，子どもが知りたくない，話したくないという思いを示したとしても，意向や心情は時と場合によって変化しうるため，対話の機会を将来にわたってシャットアウトすることのないように注意が必要である。とりわけ治療がうまくいかない時など心理的な不安や動揺がある時には，オープンなコミュニケーションの機会を設ける準備をすることが大切である。

2）子どもは自分で決めたいのか

　一般に日本人は，大人だけでなく子ども本人も「子どもへのパターナリズム」を選好しやすい傾向があるようである。日米での学生での比較調査によると，米国の学生のほとんどは人生のあらゆることを自分で決めたいと答えた一方，日本の学生にはあらゆることを自分で決めたい人はほとんどいなかった。また，日本人街の小学校での実験によると，アングロサクソン系の子どもたちは，自分は自立した存在だという意識が強く，親とは独立した，自分の意思を示す傾向がある一方，アジア系の子どもたちは，親が選択したものを好む傾向が高かった[11]。これは，米国は日本に比べて子どもが幼少の時から「自分のことは自分で決めること」を習慣づけられている文化があり，日本は「親が決めてあげること」に子ども側も大人側も抵抗が少ない，むしろそれを選好する文化も影響しているものと思われる。

　このように，自分のことをなるべく自分で決めたいのか，誰かと一緒に決めたいのか，誰かに決めてほしいのか，といった意思決定における選好には個人差があることも踏まえる必要がある。

5　どのように真実を扱えばよいのか

1）医療者にとってのバリア

　「真実を伝えることは薬と同じである」という言葉もあるように，「悪い知らせ」を伝えることには効果（メリット）と副作用（デメリット）があるため，その扱い方も薬と同じく経験とスキルが求められる。とりわけ子どもの場合，発達段階や理解力に応じて意思を適切にくみ取り，尊重していくことはもとより，意思決定への参加を適切に促していくことが，医療者と家族にとって重要な役割となる。その際，子どもは，嘘のないオープンなコミュニケーションが保証されつつも，望まない情報を強要されない配慮も必要である。そのためには，医師は子どもがどのような意向をもっているのかを判断しなければならないという難しい課題にも直面することになる。ところが，多くの医療施設は子どもの終末期を診療する機会が乏しいこともあり，医療者は子どもに悪い知らせを伝えるための経験を積む機会もスキルを学ぶ機会も十分ではないのが現状である。さらに，小児医療従事者は子どもの死を防げないことや親の情緒的な苦悩に対して罪悪感や無力感を抱きやすいことも告知を躊躇させることにつながるとともに，医療者自身の精神状態にも影響を与えることが指摘されている。

　このようにスキルの習得が困難で精神的な負担も大きく重い責任を伴う仕事である「悪い予後を伝える」ということを適切に行うことは医療者にとって容易なことではない。しかしながら，子どもに悪い知らせをどのように伝えればよいのか，コミュニケーションにおける情報量や子どもの感情面，発達を踏まえた適切な伝え方などについてエビデンスは乏しく，指針も示されていないのが現状である。こうした状況を踏まえた現実的な対策としては，成人診療で確立しているコミュニケーション技術のエビデンスに学びつつ（他項参照のこと），子どもへの告知においては特に，親との良好なパートナーシップを構築したうえで，配慮すべき子どもの特性を理解して実践に向かうことが必要であろう。

2）親とのパートナーシップ

（1）親の役割の理解と尊重

　子どもに真実を伝えるにあたって親は重要な役割を果たしており，親の承諾，協力は不可欠である。親は親権に基づく法的責任はもとより，子どものことを最もよく知り愛する者として，子どもの情緒的なサポート，さらに子どもと医療者との間のコミュニケーションを促進するためのファシリテーターとしての役割が期待される。例えば，子どものメッセージの伝言役となる，医師の説明をわかりやすくかみ砕いて子どもに伝える，質問に答えるなどである。親がうまく役割を果たすためには，医療者は子どもに関する専門家としての親の役割を理解，尊重したパートナーシップを図ることが大切である。

（2）子どもへの告知を拒む親

　子どもとのオープンなコミュニケーションを拒む親は少なくない。その理由は大きく2つに分けられる。1つは，悪い予後について話すことは子どもの心理に悪影響（無

力感，落ち込み，不安，絶望など）を与え，子どもの希望を奪うことになるという信念に基づくものである。そのような悲劇的な状況から子どもを守りたいという思いから告知を拒否することになる[11]。もう1つの大きな理由は，子どもに悪い予後について話すことそのものが親にとって想像を絶するつらい作業だということである。そのため，子どもとそのような深刻な話をすることのつらさから逃避する自己防衛の目的から，親は子どもに真実を伝えない選択をしがちであることも指摘されている[11]。結果として，子どもからの情報を求める微細なサインや遠回しな質問を避け，時には嘘を伝えることにもなる。

　しかし現実的には，親がどれだけ秘密を守ろうと努めても，子どもが真実を知ることを完全に遮るのは困難であることは先述の通りである。こうして，子どもが事実を知っている状況のなかで親が子どもとオープンなコミュニケーションをとろうとしないことにより，子どもも親が好まない会話を避けようとする心理から，「親も子も，死が避けられないことを知っているのに，そのことについてお互いに一切触れない状態（mutual pretense）」に陥ることになる。悪い予後に関する対話について mutual pretense が生じると，臨死期により苦痛が多く，不幸な死を迎えやすいことが示されている[10]。

（3）告知を拒む親への対応

　親が子どもに真実を伝えることを拒む場合，子どもとのオープンなコミュニケーションの実現は容易ではない。医療者にとって，親の意向に反して子どもに告知することは親との関係の悪化が懸念され，結果的に子どもの利益を損なうことにもなりかねない。そのため，医療者は子どもとのオープンなコミュニケーションの前に，親との信頼関係を構築しておかなければならない[12]。その際，親を含めた家族の病状理解の把握，抑うつ状態など家族の精神状態の把握，家族間での理解や意向の違い，力関係にも気を配る必要がある。

　告知を拒む親への対応として医療者の果たすべき役割の一つは，信念対立を生じさせないように親の気持ちに配慮しつつ，隠し通したり嘘をつきとおしたりすることが現実的にとても難しいこと，子どもが独自にさまざまな情報へアクセスすることであらぬ誤解を生じさせることにもなりかねないことについて理解を促すことであろう。そのうえで，この情報化社会の現状においては子どもに正しい情報を伝える必要性がより高まっていること，子どもは大人が思っている以上に柔軟性があること，そして子どもとのオープンなコミュニケーションのさまざまな有益性について伝えることである。その際に最も重要なことは，子どもへの悪い予後の告知における親の役割への理解を促し，ともにオープンなコミュニケーションを実践できるよう適切にサポートすることである。

3）配慮すべき子どもの特性

（1）死や病状の理解と意思決定能力の発達

　年齢に基づく病気や死の理解についてはさまざまな発達モデルが示されている。ただ，それらは子どもの過去の病気や死に関する経験による影響がほとんど加味されていない点に注意が必要である。子どもの死の理解は発達段階や認知機能の成熟だけで

なく，経験に大きく依存していることは古くから報告されているが，実際の病気の子どもにおける死の理解については個人差が大きくエビデンスも乏しいのが現状である。ただ少なくとも，子どもは死の基本概念（生き返ることはできないこと，すべての機能を失うこと，生きとし生けるものはすべて死ぬこと）について一般的に7歳までにその理解に到達していることが多くの研究から示されている。まして10代の病気の子どもたちにおいては（原病や治療によって認知機能が障害されていない限り），死や病気の基本概念は理解できることを前提として扱うことが望ましいといえよう。

　さらに，脳の成熟過程は24歳頃まで続くことがわかってきており[13]，計画立案などの高次の認知プロセスや感情の抑制は思春期に徐々に発達するとされている[14]。これらの成熟も発達の個人差や経験によって異なりうるものであるが，一般に思春期には，衝動的であったり，短期的なメリットを優先したりすることはよく経験することである。また，「思春期の不機嫌（adolescent tantrum）」とも呼ばれる頑なな態度を示すこともあり，特別な理由なく治療を拒否するといった言動は特に親や医療者を困惑させる。周囲は子どもの自律を尊重しながらも過度に振り回されないよう注意し，冷静な判断を促すなどの配慮が必要になることもある。

（2）情報提供時の注意点

　まず，子どもが病気についてどう受け止めているか，そして何を知っているかを把握しておくことが望ましい。何らかの情報を独自に得ているかもしれないし，誤解した解釈をしているかもしれない。さらに子どもの身体的，精神的状況を確認しておくことも大切である。痛みなどの症状によって長い時間，難しい話をすることが困難かもしれない。またショックな情報を受け止めるのには時間が必要なことも少なくない。子どもが聞きたくない内容についても注意が必要であろう。どのような情報を望み，どのような情報を望まないのかに関して子どもの意向を尊重し，併せて判断力を把握することが大切である。これらの情報も参考にしながら一度に提供する情報の量や質を決める。

　情報提供にあたっては子どもの発達段階を考慮した言葉や表現を選択する。過度に単純化，子ども扱いしないよう注意しなければならないが，一方で詳細すぎる，あるいは複雑すぎる情報を提供すると，理解が困難になるだけでなく，子どもが疎外感を感じやすい。明瞭で簡潔な表現を用いて，専門用語は避けるように心がける。子どもの理解力やキャパシティを過大評価しすぎないよう注意して，情報過多にならないように理解や心理的な受け止めを確認しながら，一度で難しそうな時は段階的に伝え，質問する機会を十分に設けることが大切である。また，誰と一緒に話を聞きたいかの確認も重要である。年長の思春期患者でも親の参加を望むことは少なくない。一方，親のいないところで医療者と話し合いたいこともあり，親と共有したくない話題については医療者と単独で話をする機会を設けることも配慮する。

（3）告知後のサポート

　悪い予後の告知はあくまでも子どもがその後の生を再構築するための端緒に過ぎない。したがって，告知の課題は伝える際のスキルや配慮のみで解決されるわけではなく，むしろ大切なのはその後の生に対するサポートの在り方にあるといえよう。告知

後のサポートは，情報が適切に伝わっているか，どのように受け止めているのかを
フォローすることに始まり，これから病気とともにどう生きていくのか，子どもの意
向，自律を尊重し促すためのオープンなコミュニケーションを繰り返しながら揺れ動
く感情も受け止めつつ，継続的かつ多職種でサポートすることが大切である。

6 おわりに

　これからの時代，望むと望まざるとにかかわらず，たとえ悪い予後であっても子ど
もとの正直でオープンなコミュニケーションがより一層求められるであろうと思われ
る。そして，子どもは大人が思うよりずっと柔軟性があることも多くの実践と研究か
らわかっている。一方，個々の子どもがどのような情報をどの程度知りたいと思って
いるのか意向を把握し，感情面や精神状態も考慮しながら，適切に伝え，フォローす
ることは，技術的にも精神的にも必ずしも容易ではない。これからも我々はその困難
な実践を試行錯誤のなかで向上させていかなければならないが，今後より多くのエビ
デンスとそれに基づくより良い指針の構築も望まれる。

（多田羅竜平）

■■文　献

1) 堀浩樹．子どもへの病気の説明　白血病・小児がんの場合．小児保健研究 2009; 68: 185-90
2) 戈木クレイグヒル滋子，中川薫，岩田洋子，他．小児がん専門医の子どもへの truth-telling に関する意識と実態：病名告知の状況．小児がん 2005; 42: 29-35
3) Yoshida S, Ogawa C, Shimizu K, et al. Japanese physicians' attitudes toward end-of-life discussion with pediatric patients with cancer. Support Care Cancer 2018; 26: 3861-71
4) Sisk BA, Bluebond-Langner M, Wiener L, et al. Prognostic disclosures to children: a historical perspective. Pediatrics 2016; 138: e20161278
5) Mack JW, Wolfe J, Cook EF, et al. Hope and prognostic disclosure. J Clin Oncol 2007; 25: 5636-42
6) Hilden JM, Watterson J, Chrastek J. Tell the children. J Clin Oncol 2000; 18: 3193-5
7) Kreicbergs U, Valdimarsdóttir U, Onelöv E, et al. Talking about death with children who have severe malignant disease. N Engl J Med 2004; 351: 1175-86
8) van der Geest IM, van den Heuvel-Eibrink MM, van Vliet LM, et al. Talking about death with children with incurable cancer: perspectives from parents. J Pediatr 2015; 167: 1320-6
9) Jacobs S, Perez J, Cheng YI, et al. Adolescent end of life preferences and congruence with their parents' preferences: results of a survey of adolescents with cancer. Pediatr Blood Cancer 2015; 62: 710-4
10) Aldridge J, Shimmon K, Miller M, et al. 'I can't tell my child they are dying'. Helping parents have conversations with their child. Arch Dis Child Educ Pract Ed 2017; 102: 182-7
11) Iyenger S. The Art of Choosing. Twelve, Hachette Book Group, New York, 2010
12) Beale EA, Baile WF, Aaron J. Silence is not golden: communicating with children dying from cancer. J Clin Oncol 2005; 23: 3629-31
13) Last BF, van Veldhuizen AM. Information about diagnosis and prognosis related to anxiety and depression in children with cancer aged 8-16 years. Eur J Cancer 1996; 32A: 290-4
14) Levetown M; American Academy of Pediatrics Committee on Bioethics. Communicating with children and families: from everyday interactions to skill in conveying distressing information. Pediatrics 2008; 121: e1441-60

5 アドバンス・ケア・プランニング

1 ACP とは

アドバンス・ケア・プランニング（advance care planning：ACP）とは，意思決定能力を有する個人が，自分の価値観を確認し，重篤な疾患の意味や転帰について十分に考え，今後の治療やケアについての目標や意向を明確にし，これらを家族や医療者と話し合うことができるようにすることである[1]。ACP においては，個人の身体・心理・社会・スピリチュアルな面を通じた気がかりを話し合うことも重要になる。万が一自分で意思決定ができない時が来ても自身の意向が尊重されるためには，あらかじめ自分の代理人を決定し，意向を記載し，定期的に振り返ることが推奨される[1]。

厚生労働省の「人生の最終段階における医療・ケアの決定プロセスに関するガイドライン」の解説編では，ACP について「人生の最終段階の医療・ケアについて，本人が家族や医療・ケアチームと事前に繰り返し話し合うプロセス」と説明している。国内では「人生会議」という愛称や ACP のロゴが作成され，啓発活動も行われている。

2 ACP のエビデンス

2018 年以降，進行がん患者を対象に ACP の複合的な介入の効果を検証したランダム化比較試験が相次いで発表された[2-5]。ACP の相談員が 1 回〜数回行う介入から，治療医がコミュニケーションのトレーニングを受け，経時的に患者と話し合い ACP を支える院内のシステムを構築する介入までさまざまである。複合的な ACP により，進行がん患者の意向に一致したケアの提供や QOL の向上にはつながらないものの，医師・患者間の話し合いが増え，より早期から質の高い話し合いがなされ，患者の意向がより記載されるようになり，患者の不安や抑うつが軽減し，緩和ケアチームへの紹介が増えることが明らかになった。また進行肺がん・消化器がん患者を対象にした早期からの緩和ケア介入のランダム化比較試験の二次解析においても，ACP の介入が多かった患者ほど，ホスピスケアを活用していたことが報告された[6]。

3 実臨床での ACP

ACP を始める時期や病期は患者・家族の状況によっても異なる。ACP の話を切り出すのが早すぎると現実感が伴わず，遅すぎると全身状態の低下により十分に本人の意向を尊重した治療・ケアが提供できなくなる[7]。疾患の経過に伴い，患者・家族の意向も話し合うべき内容も変わる。したがって，個々の患者・家族の思いや状況により，

いつ・どのようにACPを進めていくかを多職種の医療チームで検討し，その都度話し合いを重ねるというプロセスが求められる[8]。

　多くの進行がん患者とのACPの話し合いでは，医学的な内容として，根治不能であること，予後を含む今後の見通し，また抗がん治療を継続することが推奨できない患者に対しては抗がん治療を行わないことなどが含まれる。往々にして人生の最終段階についての話題を含みうるため，本ガイドラインの臨床疑問5〜7の詳細な解説文にみられるように，患者・家族の感情に配慮したコミュニケーションをとることが肝要である。必ずしもかしこまった話し合いでなくてもよい。通常診療の一環で折に触れ話し合っている場合や，本人から聞かれる場合や看護師や医療ソーシャルワーカーなど多職種が橋渡しをする場合もあるだろう。まず患者に今後の治療・ケアについての話し合いをする心の準備があることを確認する[2,3]。本人が今後希望する治療やケアを提供することができるように，今後の見通しを共有し，本人にとって何が大切かを理解することが1つの目的であることを伝え，そのようなことを話し合ってもよいかを尋ねる。そのうえで，患者・家族の情報ニーズに合わせて今後の見通しを共有し，患者が大切にしていること，恐れや不安，本人の支えとなるもの，今後受けたい・あるいは受けたくない治療・ケア，通院が困難になってきた時の療養場所（在宅や緩和ケア病棟など），家族の認識などを確認する。一度にすべてを話し合うのではなく，理解度や気持ちに配慮しながら何度かに分けて確認する場合もあるだろう。以上より，本人の意向に沿った治療・ケアを提供するにはどのような方法があるかを本人・家族と一緒に検討する。このように，共感的なコミュニケーションはACPの必須の要素だといえる。

（森　雅紀）

▌文　献

1) Rietjens JAC, Sudore RL, Connolly M, et al. Definition and recommendations for advance care planning: an international consensus supported by the European Association for Palliative Care. Lancet Oncol 2017; 18: e543-51

2) Bernacki R, Paladino J, Neville BA, et al. Effect of the Serious Illness Care Program in outpatient oncology: a cluster randomized clinical trial. JAMA Intern Med 2019; 179: 751-9

3) Paladino J, Bernacki R, Neville BA, et al. Evaluating an intervention to improve communication between oncology clinicians and patients with life-limiting cancer: a cluster randomized clinical trial of the Serious Illness Care Program. JAMA Oncol 2019; 5: 801-9

4) Johnson SB, Butow PN, Bell ML, et al. A randomised controlled trial of an advance care planning intervention for patients with incurable cancer. Br J Cancer 2018; 119: 1182-90

5) Korfage IJ, Carreras G, Arnfeldt Christensen CM, et al. Advance care planning in patients with advanced cancer: a 6-country, cluster-randomised clinical trial. PLoS Med 2020; 17: e1003422

6) Hoerger M, Greer JA, Jackson VA, et al. Defining the elements of early palliative care that are associated with patient-reported outcomes and the delivery of end-of-life care. J Clin Oncol 2018; 36: 1096-102

7) Johnson S, Butow P, Kerridge I, et al. Advance care planning for cancer patients: a systematic review of perceptions and experiences of patients, families, and healthcare providers. Psychooncology 2016; 25: 362-86

8) Moody SY. "Advance" Care Planning Reenvisioned. J Am Geriatr Soc 2021; 69: 330-2

Ⅲ章　臨床疑問

臨床疑問1

がん患者が質問促進リストを使用することは推奨されるか？

▶ 推奨文
　がん患者が質問促進リストを使用することを推奨する。

■推奨の強さ：1（強い）
■エビデンスの確実性（強さ）：A（強い）

[採用文献の概要]

　質問促進リスト（Question Prompt List：QPL）は，意思決定に有用な質問の仕方が記載されたパンフレットで，重要な話し合いの前に患者に渡すだけの単純な介入として使用される。単独で使用される以外に，コーチングやコミュニケーション技術研修などと組み合わせて複合的な介入の一部として使用されることがある。質問促進リスト単独の介入と複合介入の一部として使用される場合では，臨床実践上の手間や技術が大きく異なるため，本ガイドラインでは質問促進リスト単独介入の効果について検討した。

　本臨床疑問に関するがん患者を対象とした質問促進リスト単独のランダム化比較試験は8件[1-8]であった。ガイドライン作成グループは本臨床疑問の推奨の判断に重要なアウトカムとして，益であるアウトカム4つ（以下の項目1〜4）と害であるアウトカム2つ（以下の項目5，6）に関するエビデンスを評価した。以下にガイドライン作成グループが重要と考えた順に評価結果を記載する。なお，本推奨文では中央値をはじめとした記述統計量の欠損がある論文が複数含まれていたため，メタアナリシスは実施せず，各研究の結果を記述する。

1）患者評価による質問促進リストの有用性〔エビデンスの確実性（強さ）：強い〕

　患者評価による質問促進リストの有用性（以下有用性）について記載のある論文は2件であった[1,2]。いずれも通常介入に比べて質問促進リスト介入を有意に有用であると評価した。質問促進リストは患者にとって有用と評価されると考えられる。

2）診療への満足度〔エビデンスの確実性（強さ）：強い〕

　質問促進リストを用いた診療への満足度（以下満足度）について記載のある論文は8件であった。すべての論文で，満足度に有意な差はみられなかった。質問促進リストは診療の満足度に影響しないと考えられる。

3）QOL〔エビデンスの確実性（強さ）：評価した研究なし〕

　本臨床疑問では，生活の質（quality of life：QOL）を重要な益のアウトカムとして考えていたが，QOLをアウトカムとして記載した論文はみられなかった。

4）診療中の質問数〔エビデンスの確実性（強さ）：強い〕

　重要な話し合いにおいて患者が必要な質問をしやすくなることはコミュニケーションの質として重要なことと考えられる。質問数をアウトカムとして記載している論文は7件[1,2,4-8]であり，質問促進リスト介入群で質問数が有意に多かった論文が4件[4,6-8]，有意差のない研究が3件[1,2,5]であった。質問促進リストは患者の質問を増やすと考えられる。

5）精神的苦痛〔エビデンスの確実性（強さ）：強い〕

　精神的苦痛について記載のある論文は4件[3,4,7,8]であったが，いずれも有意差はなかった。質問促進リストを使用することが，精神的苦痛を増悪させることはないと考えられる。

6）診療時間〔エビデンスの確実性（強さ）：中程度〕

　診療時間について記載のある論文は4件[2,6-8]であった。質問促進リスト介入群の診療時間が有意に長いとする研究[7]（平均値：介入群38分，対照群31分）と，有意な差がないとする研究[2,6,8]であった。悪い知らせの話し合いで何を話し合うか，どの程度時間を使うか，患者がどの程度積極的に質問をするかなど，地域や施設，それぞれの医師により文化，習慣が異なっており，これら海外の研究を一般化することは難しいが，質問促進リストにより診療時間が延長する可能性が示唆された。

[解　説]

　質問促進リストは，診療前に患者が医師に質問したいことをあらかじめ準備するためのツールである。質問促進リストには，がんの病状や治療のことをはじめ，治療の生活への影響など患者の気がかりがリストとして記載されている。重要な面談の前に患者に渡し，内容を読んで自分が質問したいことを整理するよう促すものであり，比較的単純で特別な技術を必要としない介入である。

　この質問促進リストは世界的に広く使用されており，近年では，受療行動のコーチングなどと組み合わせた複合介入も含めた質問促進リストのがん医療における有効性がシステマティックレビューによって実証されている[a]。またわが国でも進行がん患者が初回治療に臨むための質問促進リストが開発されている[1]。

1）益と害のバランス

益：質問促進リストを用いることは，有用（強い）であり，診療中の質問数（強い）を増やすことが示された。また，診療への満足度の向上は示されなかった。

害：質問促進リストを用いることで，精神的苦痛（強い）を増悪させないが，診療時間（中程度）が延長する可能性がある。

2）患者の価値観・希望

　限られた診療時間内で，患者が聞きたいと思うことを事前に整理し，医療者に意向

を伝えやすくすることは患者の意向に沿っていると考えられる。前述のように患者から有用性が高く評価されていることからも，これが支持される。また国内の調査で，悪い知らせに関する医師とのコミュニケーションの際，「何を質問すればいいかわからないため，他の患者がよく聞く質問を知りたい」と希望する患者がいることが示されており[b]，よくある質問がリスト化されている質問促進リストはこのニーズに対応できていると考えられる。

3）コスト・臨床適応性

　質問促進リストのパンフレットは国立がん研究センターのホームページから無料でダウンロードして利用できる。使用にあたり特別な技術や研修を必要としないため，さまざまな職種が研修などなく使用できることから，臨床適応性が非常に高い（P46 参照）。

　ただし質問促進リストを使用することで診療時間が延長する可能性がある。

　質問促進リストは質問数や診療の満足度への効果は明らかでないが，患者に有用なツールであると評価され，精神的苦痛を強めることはなく，診療時間が延長する可能性はあるものの得られる有用さは臨床的に見合う程度のものであり，患者の価値観，希望に沿っている。これらから質問促進リストを診察前に使用することを強く推奨する。

　対象としたランダム化比較試験にはバイアスリスクが多く見受けられたこと，重要な面談における慣習が違う可能性があるにもかかわらずアジア圏の研究が1件のみ[1]であったことから，わが国における結果の一般化可能性については課題が残り，国内でのさらなる研究が期待される。

▶ アウトカムモデル

直接コミュニケーションに影響を受けるアウトカム	医療行為を介在して影響を受けるアウトカム（代理・中間）	社会的アウトカム
有用性：高い 満足度：差なし 精神的苦痛：差なし		質問数：増加する 診療時間：延長する
	医療行為を介在して影響を受けるアウトカム	
	QOL：評価なし	

（浅井真理子，畑　琴音）

■■文　献

1) Shirai Y, Fujimori M, Ogawa A, et al. Patients' perception of the usefulness of a question prompt sheet for advanced cancer patients when deciding the initial treatment: a randomized, controlled trial. Psychooncology 2012; 21: 706-13
2) Bruera E, Sweeney C, Willey J, et al. Breast cancer patient perception of the helpfulness of a prompt sheet versus a general information sheet during outpatient consultation: a randomized, controlled trial. J Pain Symptom Manage 2003; 25: 412-9

3）Tattersall MH, Jefford M, Martin A, et al. Parallel multicentre randomised trial of a clinical trial question prompt list in patients considering participation in phase 3 cancer treatment trials. BMJ Open 2017; 7: e012666

4）Brown R, Butow PN, Boyer MJ, et al. Promoting patient participation in the cancer consultation: evaluation of a prompt sheet and coaching in question-asking. Br J Cancer 1999; 80: 242-8

5）Butow PN, Dunn SM, Tattersall MH, et al. Patient participation in the cancer consultation: evaluation of a question prompt sheet. Ann Oncol 1994; 5: 199-204

6）Smets EM, van Heijl M, van Wijngaarden AK, et al. Addressing patients' information needs: a first evaluation of a question prompt sheet in the pretreatment consultation for patients with esophageal cancer. Dis Esophagus 2012; 25: 512-9

7）Clayton JM, Butow PN, Tattersall MH, et al. Randomized controlled trial of a prompt list to help advanced cancer patients and their caregivers to ask questions about prognosis and end-of-life care. J Clin Oncol 2007; 25: 715-23

8）Butow P, Devine R, Boyer M, et al. Cancer consultation preparation package: changing patients but not physicians is not enough. J Clin Oncol 2004; 22: 4401-9

▌▌参考文献

a）Brandes K, Linn AJ, Butow PN, et al. The characteristics and effectiveness of Question Prompt List interventions in oncology: a systematic review of the literature. Psychooncology 2015; 24: 245-52

b）Fujimori M, Akechi T, Akizuk, N, et al. Good communication with patients receiving bad news about cancer in Japan. Psychooncology 2005; 14: 1043-51

Ⅲ章

臨床疑問

表 1　臨床疑問 1：採用文献の概要

著者（年）	研究デザイン	対象	介入法	対照	アウトカム	結果	備考
Tattersall, et al. (2017)	ランダム化比較試験	臨床試験参加者 88 名（がん種の記載なし）	QPL（臨床試験用）	QPL 使用しないディスカッション	[満足度] 対照 7.8（2.8），介入 7.9（2.6）で介入群が高いが有意差なし（P＝0.847） [精神的苦痛] STAI（不安）に関して対照 37.153（13.1），介入 34.815（10.8）で介入群が低いが有意差なし（P＝0.438）	介入群と対照群の間に，QuIC の有意な差はみられなかった。さらに，患者決定に関する患者の満足度や不安に差異はみられなかった。	バイアスリスクに関して，患者の盲検化がされておらず，ITT に関する記載もなかった。症例除外に関する記載もあった。非直接性に関して，対照群もディスカッションを導入していた。 バイアスリスク：−2 直接性：−1
Shirai, et al. (2012)	ランダム化比較試験	進行がん患者 62 名　がん種 4 種以上	QPL	パンフレット	[質問数] 両群ともに中央値は 1 個で有意差なし [満足度] 診察への全般的な満足度 0-10 点　対照 7.8（2.8），介入 7.9（2.6）で介入群が高いが有意差なし（P＝0.847） [有用性] QPL の有用性　対照 2.7（2.8），介入 4.4（3.6）で介入群が有意に高い（P＝0.033）	診察中に聞かれた質問数においては両群ともに中央値は 1 個であり有意差はみられなかり，また診察に関する全般的な満足度は両群で有意差がないものの（7.9 vs. 7.8，P＝0.847），QPL の有用性は介入群が有意に高かった（4.4 vs. 2.7，P＝0.033）。	バイアスリスクに関して，測定者の盲検化に関して記載がなかった。非直接性に関して，対照群に関しても QPL とは別のパンフレットを使用していた。 バイアスリスク：−1 直接性：0
Smets, et al. (2012)	ランダム化比較試験	食道がん患者 30 名	QPL	通常診療	[質問数] 中央値（範囲）：対照 8（3-13），介入 12（0-25）で介入群が有意に多い（P＜0.01） [満足度] 全体的な満足度 0-10 点　中央値（範囲）：対照 8.2（6.6-9.6），介入 8.2（5.1-10.0）で有意差なし（本文） [診療時間] 中央値：介入 19 分，対照群 14 分で有意差なし	対照群と比較して介入群の質問数が多く（12 vs. 8，P＜0.01），治療の選択肢に関する質問が多かった（7 vs. 4，P＜0.01）。患者の満足度，および診療時間については，介入群と対照群に有意な差はみられなかった。	バイアスリスクに関して，患者の盲検化がされておらず，測定者の盲検化および ITT に関する記載もなかった。非直接性に関して，対象者のがん種が食道がんのみとなっており，対照群は通常診療を行っていた。 バイアスリスク：−2 直接性：−1

（つづく）

表 1　臨床疑問 1：採択文献の概要（つづき）

著者（年）	研究デザイン	対象	介入法	対照	アウトカム	結果	備考
Clayton, et al. (2007)	ランダム化比較試験	5種以上進行がん患者174名、介護者123名	QPL（EOL用）	通常診療	[質問数] 対照2.3、介入5.4で介入群が有意に多い（P<0.0001） [満足度] 対照110.3、介入110.1で有意差なし（本文） [精神的苦痛] STAI 平均値 24時間後：対照40.3、介入40.3 3週間後：対照37.5、介入38.7 で介入群がやや高いが有意差なし（P=0.438） [診療時間] 診療時間は QPL群が有意に長かった（38分 vs. 31分、P=0.002）	質問数は QPL群の患者が2.3倍（P<0.0001）、介護者が2.1倍（P=0.0005）であった。QPL群の患者は予後に関する質問が多く（2.3倍、P=0.004）、ディスカッションも予後（P=0.003）やEOLに関するもの（P=0.001）が多かった。一方、患者の満足度および不安に対しては有意差がなかった。また診療時間は QPL群が有意に長かった。（38分 vs. 31分、P=0.002）。	バイアスリスクに関して、患者と測定者ともに盲検化がされておらず、ITTに関する記載もなかった。症例除外に関する記載もあった。非直接接性に関して、対照群は通常診療を行っていた。 バイアスリスク：-2 直接性：0
Butow, et al. (2004)	ランダム化比較試験	がん患者164名 がん種4種以上	初回診察前にQPLと冊子	冊子	[質問数] 対照9、介入13で介入群が有意に多い（P=0.009） [満足度] 両群で有意差なし [精神的苦痛] STAI、BDI 直後、1カ月後ともに両群に差はなかった [診療時間] 平均36分で両群間に差はなかった	介入群の質問数は多かった（13 vs. 9、P=0.009）。一方、患者の満足度、および直後と1カ月後の不安（STAI）と抑うつ（BDI）に対してはいずれも有意差がなかった。	バイアスリスクに関して、ランダム化割付は看護師が行っていた。症例除外に関する記載もあった。非直接接性に関して、対照群に対してもQPLではない冊子が用いられていた。 バイアスリスク：-1 直接性：0

（つづく）

表 1 臨床疑問 1：採用文献の概要 （つづき）

著者（年）	研究デザイン	対象	介入法	対照	アウトカム	結果	備考
Bruera, et al. (2003)	ランダム化比較試験	乳がん患者 60 名	QPL	パンフレット（一般情報）	[質問数] 対照 8.65 (5.28)、介入 10.27 (7.46) で介入群が多いが有意差なし (P=0.361) [満足度] 診察への全体的な満足度 0-10点 対照 9.03(1.67)、介入 8.7(1.62) で対照群が高いが有意差なし (P=0.436) [有用性] パンフレットの有用性 0-10点 対照 6.20 (3.65)、介入 8.47 (2.08) で介入群が有意に高い (P=0.005) [診療時間] 介入群 111 分、対照群 102 分で統計学的な有意差なし	介入群は質問数は多いが有意差はなかった (10.3 vs. 8.65, P=0.361)。満足度は介入群が多いが有意差はなかった。パンフレットの有用性 (0-10点) は介入群が有意に高かった (8.5 vs. 6.2, P=0.005)。	バイアスリスクに関して、ランダム化割付は看護師が行っていた。ITT に関する記載がなかった。非直接性に関して、対象者のがん種は乳がんのみであり、対照群に対してもQPLではないがパンフレットが用いられていた。 バイアスリスク：−1 直接性：−1
Brown, et al. (1999)	ランダム化比較試験	がん患者 60 名 がん 6 種以上	QPL、QPL＋コーチング、対照の 3 群	通常診療	[質問数] 対照 8.5、介入 14 で介入群が有意に多い (P=0.0429) [満足度] 対照 108.0、介入 107 で介入群が低いが有意差なし (P=0.705) [精神的苦痛] STAI の状態不安 (SSAS) 診察前後の差 対照 1.947、介入 0.250 で介入群が小さいが有意差なし (P=0.389)	質問数の中央値は対照群で 8.5、QPL 群で 15、QPL＋コーチング群で 13 であり、QPL 使用の 2 群が多いものの有意傾向であった (P=0.043)。一方、満足度は有意差がなく (P=0.705)、不安は診察後の増加が介入 2 群で小さかったものの有意差はなかった (P=0.389)。	バイアスリスクに関し、盲検化や ITT に関する記載がなかった。非直接性に関し、対照群に対して通常診療を行っていた。 バイアスリスク：−1 直接性：−1

（つづく）

表 1　臨床疑問 1：採用文献の概要（つづき）

著者（年）	研究デザイン	対象	介入法	対照	アウトカム	結果	備考
Butow, et al. (1994)	ランダム化比較試験	がん患者 142 名（がん種 3 種以上）	QPL	パンフレット	[質問数] 質問総数は群間の有意差なし。質問テーマ別の質問数%では予後（Prognosis）が対照 16%、介入 35%で介入群が有意に多い（P＝0.03） [満足度] 群間の有意差なし	全質問数は有意差はなかったものの、予後への質問は有意に多かった（35% vs. 16%、P＝0.03）。一方、満足度、情報想起、適応はすべて有意差はなかった。	バイアスリスクに関して、患者の盲検化がされておらず、ITT に関する記載もなかった。非直接性に関して、対照群に関しても QPL ではないパンフレットが用いられていた。 バイアスリスク：－1 直接性：－1

QPL：question prompt list, STAI：State-Trait Anxiety Inventory, QuIC：the Quality of Informed Consent questionnaire, ITT：intention to treat, EOL：end-of-life, BDI：Beck Depression Inventory, SSAS：Spielberger State Anxiety Scale

Ⅲ章

臨床疑問

質問促進リストのパンフレットの一例（抜粋）

重要な面談に
のぞまれる患者さんとご家族へ

―聞きたいことをきちんと聞くために―

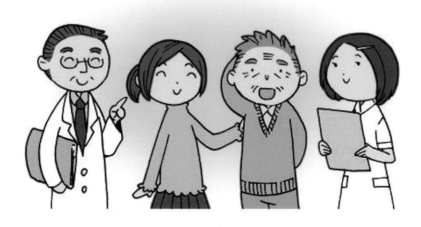

＊治療について

【治療を選ぶ時の質問】

11　がんに対するどんな治療法がありますか？

12　抗がん剤以外ではどんな治療法がありますか？

13　各治療を選んだときの最善の見込み、最悪の見込み、最も起こりうる見込み（生存期間や生活の質）は？

14　各治療を選んだときの起こりうる合併症、短期的・長期的な副作用、後遺症は？

15　先生が勧める治療はどれですか？

16　ほかの患者さんはこういう場合どんな治療を選択していますか？

【選んだ治療についての質問】

17　その治療はどのように行うのですか（治療の種類、回数、頻度、期間、スケジュール、実施場所、費用）？

18　その治療の目的は何ですか？

19　その治療中に、身体的に制約されることはなんでしょうか？

20　その治療の副作用にはどんなものがありますか？

21　痛みは出てきますか？

22　副作用に対する治療や対処法にはどんなものがありますか？

23　その治療が効いているかどうかわかるまでにどれくらいかかりますか？

24　その治療が効いているかはどのように判断するのですか？

25　その治療が効かなかったらどんな選択肢がありますか？

26　その治療にはどのくらいの費用がかかりますか？

27　その治療が効く確率は何人中何人ですか？

4

〔国立がん研究センター東病院精神腫瘍学開発部 編. 重要な面談にのぞまれる患者さんとご家族へ—聞きたいことをきちんと聞くために—. より一部を抜粋〕

※パンフレットの全文は以下の URL からダウンロード可能

https://ganjoho.jp/public/dia_tre/dia_tre_diagnosis/question_prompt_sheet.html

臨床疑問2

がん患者に意思決定ガイド（Decision Aids）を使用することは推奨されるか？

▶**推奨文**

早期がん患者の治療意思決定に意思決定ガイド（Decision Aids）を使用することを推奨し，進行がん，終末期がん患者の意思決定支援に意思決定ガイド（Decision Aids）を使用することを提案する。

■推奨の強さ：1（強い）（早期がん）

　　　　　　　2（弱い）（進行がん，終末期がん）

■エビデンスの確実性（強さ）：A（強い）

[採用文献の概要]

　意思決定ガイド（Decision Aids）は，患者の価値観や希望を尊重しながら正確な情報を共有し，患者と医療者が十分に話し合いながら協働して意思決定を行う，協働意思決定（shared decision making）を実現する手段として，欧米を中心に研究開発され，普及しているプログラムである。選択が悩ましい問題について，より良い意思決定がなされるためのツールであり，その分野は多岐にわたる。意思決定ガイドはさまざまな分野の特定領域の課題に対応しているため，その骨子が損なわれないよう，2003年に設立された International Patient Decision Aid Standards（IPDAS）Collaboration により，意思決定ガイドの開発や評価の指針が提供されている。意思決定ガイドの詳細については本書の別項で記したので，そちらを参照されたい（P60参照）。本臨床疑問ではがん医療に絞りスクリーニングを行った。

　本臨床疑問に関するがん患者を対象としたランダム化比較試験は19件[1-19]であった。19件の概要は以下の通りである。研究対象（意思決定場面）は，乳がん（術式選択，補助化学療法を行うかどうか）10件，限局性前立腺がん（治療選択）4件，甲状腺がん（術後放射性ヨード療法）2件，進行大腸がん（治療選択）1件，卵巣がん（アドバンス・ケア・プランニング：ACP）1件，女性患者（乳がんが7割，治療選択）1件であった。進行がんを対象としたものは少なく（大腸がん，卵巣がんの2件），早期がん（乳がん，前立腺がん，甲状腺がん）を対象とした研究が多かった。

　ガイドライン作成グループは本臨床疑問の推奨の判断に重要なアウトカムとして，下記のアウトカムに関するエビデンスを評価した。ガイドライン作成グループにおいて重要性が高いと判断された順に評価結果を記載する。

1）治療方針決定時の協働意思決定の質〔エビデンスの確実性（強さ）：強い〕

　治療方針の決定などの協働意思決定は，医療者，患者，またその家族が，患者の健康に関する意思決定を協働して行う際に，課題に対して互いに関与し，影響を与え合

う，対人的，相互依存的なプロセスである。そのプロセスでは，意思決定の必要性を認識し，良好な関係を構築し，利用可能な選択肢を検討し，必要な情報を共有し，患者が自分の価値や意向を表出し，医療者や家族が患者の価値や意向に基づいて意思決定を支援し，共有することが含まれる。意思決定に関与する因子として，①選択肢を選ぶ際に感じる確実さ，②情報が充足している感覚，③個人の価値観の明確さ，④サポートされている感覚，そして①〜④に基づき自身の意思決定が効果的になされたかを評価する⑤効果的な意思決定がなされた感覚，がある。

　これらの因子についての患者の認識を評価する方法として Decisional Conflict Scale（DCS）が開発され，世界的に用いられている。先行研究において，医師と患者の協働意思決定のプロセスの質を評価する際に有用であることが示唆されている。

　本尺度は上述した５つの下位因子，16 項目で構成されている。下位因子は①Uncertainty（不確実さ），②Informed（情報に基づく），③Values clarity（価値観の明確さ），④Support（支援，助言），⑤Effective decision（効果的な決断）である。質問項目の例として「どの選択肢が利用可能であるか知っている（Informed）」「有益性，危険性と副作用のどれがより重要であるかはっきりしている（Values clarity）」「自分の決定に満足している（Effective decision）」が挙げられる。各項目に対して「0：とてもそう思う」から「4：全くそう思わない」の５件法で回答する。得点化の方法としては，合計得点と各因子得点を範囲が０〜100 点となるように正規化する。得点の定義は，100 点中 25 点以下である場合に意思決定が実践可能な状況であると考え，37.5 点以上の場合，意思決定が遅れている，あるいは意思決定への迷いが生じている可能性があるとされる。すなわち，DCS の得点が低いほど，適切な過程に沿った意思決定が行われたと患者が認識していると考えられる。

　DCS を測定した論文は 14 件[2-6,8,10-12,14-17,19]であった。このうちアウトカムの記載が不十分であった論文３件[4,6,12]を除外した 11 件でメタアナリシスを行ったところ，意思決定ガイド群は対照群と比較して DCS の得点が有意に低かった。また除外した３件[4,6,12]をみると，有意差はないものの意思決定ガイド群に DCS の得点が低くなる傾向がある，もしくは下位因子には有意差があるとするものが２件[6,12]，有意差がないとしたものが１件[4]であり，意思決定ガイドで DCS が悪く評価される研究はなかった。これらの結果から，意思決定ガイドを使用することにより，患者はより望ましい意思決定を行うことができると考えられた。

2）意思決定の満足度〔エビデンスの確実性（強さ）：強い〕

　意思決定に対する患者の満足度をアウトカムとして含んでいた論文は 12 件[1-4,6,8,9,11,13,16,17,19]であった。このうち，アウトカムの記載が不十分な論文５件[3,4,9,13,17]を除外した７件でメタアナリシスを行ったところ，意思決定ガイド群と対照群の間に有意差を認めなかった。なお除外した５件[3,4,9,13,17]は，意思決定ガイド群の満足度が有意に高いとするものが２件[9,17]，有意差はないものの意思決定ガイド群に満足度が高くなる傾向があるとするものが１件[3]，有意差がないとしたものが１件[4]，意思決定ガイド群と対照群の比較ではないものが１件[13]であった。これらの結果から，意思決定ガ

イドを使用することにより，患者の意思決定の満足度が高くなることは示されていない。

3）治療選択肢に関する知識・理解〔エビデンスの確実性（強さ）：強い〕

　治療選択肢に関する知識・理解をアウトカムとして含んでいた論文は8件[2,4,6,8-10,14,15]であった。このうちアウトカムの記載が不十分であった論文4件[4,6,8,9]を除外しメタアナリシスを行ったところ，意思決定ガイド群は対照群と比較して有意に知識・理解の向上が認められた。なお除外した4件[4,6,8,9]においても，意思決定ガイド群に有意な知識・理解の向上が報告されていた。これらの結果から，意思決定ガイドを使用することにより，患者は知識・理解を向上すると考えられた。

4）決定の主体性〔エビデンスの確実性（強さ）：中程度〕

　患者が主体的に意思決定を行うかどうか（決定の主体性）をアウトカムとして含んでいた論文は4件[8,9,16,17]であった。いずれもアウトカムの記載が不十分であったり，測定法が異なっていたためにメタアナリシスを行うことができなかった。なおこれらの4件のうち，意思決定ガイド群は対照群と比較して患者が主体的に意思決定を行った割合が有意に多いとする論文は2件[8,9]，患者の意思決定や治療選択への志向に意思決定ガイド群と対照群の間に有意差を認めなかった論文は2件[16,17]であった。結果の非一貫性を考慮すると，意思決定ガイドを使用することにより，患者の意思決定の主体性を高めるとは結論づけられないと考えられた。

5）不安・抑うつ〔エビデンスの確実性（強さ）：強い〕

　不安・抑うつをアウトカムとして含んでいた論文は7件[1,8-11,14,19]あった。このうちアウトカムの記載が不十分であった論文2件[9,10]を除外してメタアナリシスを行ったところ，意思決定ガイド群と対照群の間に有意差を認めなかった。この結果から，意思決定ガイドを使用することにより，患者の不安・抑うつが軽減する，あるいは増悪するとは結論づけられないと考えられた。

6）不適切な治療選択〔エビデンスの確実性（強さ）：評価した研究なし〕

　直接的に不適切な治療選択をアウトカムとして含んだ論文はなかった。「不適切な治療選択」とは，終末期医療における心肺蘇生のように一般的に推奨されない医療を選択することを想定した。治療選択について記述のある論文は8件[6-9,12,14,15,18]であり，いずれも意思決定ガイドが治療選択に影響を与える可能性を示唆したが，扱われている「治療選択」は乳がん手術の術式や補助化学療法の選択など「不適切な治療選択」に関する研究ではなかった。これらの結果から，意思決定ガイドを使用することにより，患者の「不適切な治療選択」を防ぐとは結論づけられないと考えられた。

7）診療時間〔エビデンスの確実性（強さ）：中程度〕

　診療時間を測定した論文は2件[9,16]であった。測定法が異なっていたためにメタアナ

リシスを行うことができなかった。いずれも意思決定ガイド群と対照群の間に有意差を認めなかった。この結果から，意思決定ガイドを使用することにより，診療時間が延長するとは結論づけられないと考えられた。

[解　説]

1）益と害のバランス

益：意思決定ガイドを用いることは，協働意思決定の質（強い），知識・理解（強い）を向上させることが示された。一方，不安・抑うつを軽減させず（強い），意思決定に対する満足度（強い）の向上，主体的な治療選択（中程度）への影響は示されなかった。不適切な治療選択を防ぐことを検討した研究はなかった。

害：意思決定ガイドを用いることは，不安・抑うつを増悪させず（強い），診療時間に影響を与えなかった（中程度）。

2）患者の価値観・希望

　意思決定は患者にとって困難を伴うものであり，何らかのサポートを望む患者・家族が多いと考えられる。ニーズに応じた意思決定支援の提供は，患者・家族の価値観や希望に一致すると考えられる。

3）コスト・臨床適応性

　意思決定ガイドは特定の臨床場面で用いるプログラムであり，支援を要する臨床場面ごとにプログラムが開発されている。IPDAS の指針に基づいて開発され，日本語で利用できるがん医療に関する意思決定ガイドは現在のところ以下の2つである。

①乳がん手術方法の意思決定ガイド「自分らしく決めるガイド（乳がん手術方法編）」（早期乳がんと診断され手術の術式を選択する必要がある患者，その選択を支援する医療者を対象としたプログラム）（https://www.healthliteracy.jp/kanja/nyugan.html）

②「早期肺癌と告知されたら手に取ってみて下さい」（早期肺がんと診断され，これから治療を受ける患者を対象としたプログラム）（https://www.healthliteracy.jp/decision-aid/decision/post-1.html）

　いずれのプログラムもパンフレットなどの形式で意思決定ガイドを患者に渡すものであり，さまざまな職種が研修などなく使用することができ，①は無料，②は電子書籍で販売されているため，実施可能性は高い。ただし，今後開発されるかもしれない意思決定ガイドに関しては個別に実施可能性を評価する必要がある。

　意思決定ガイドは強いエビデンスの確実性（強さ）で益が害を上回り，患者の価値観・希望に沿っており，国内で利用できるプログラムは臨床適応性の高い介入であるため，使用することを強く推奨する。

　ただし，がんの進行度によって意思決定の質や主体，患者の知識・理解，満足度などは異なると考えられ，特に進行，終末期においては，患者の価値観がより重視され，個別性が高くなる。そのため，早期がん患者を対象とした研究に基づく知見を進行，

終末期の患者に適応することには限界がある。進行がん，終末期がんを対象としたがん医療における意思決定ガイドの有効性を検討した研究は少ないため，一段階推奨を下げ，意思決定ガイドを使用することを提案する（弱く推奨する）。

　医療行為を介在して影響を受けるアウトカムに関するエビデンスは明らかでないため，今後の研究が望まれる。

▶アウトカムモデル

直接コミュニケーションに影響を受けるアウトカム	医療行為を介在して影響を受けるアウトカム（代理・中間）	社会的アウトカム
意思決定の満足度：差なし 知識・理解：向上 不安・抑うつ：差なし	不適切な治療選択：評価なし（治療選択への影響は示唆される）	協働意思決定の質：向上 決定の主体性：差なし 診療時間：差なし
	医療行為を介在して影響を受けるアウトカム	

（間島竹彦，浦久保安輝子）

■■文　献

1) Sawka AM, Straus S, Rodin G, et al. Thyroid cancer patient perceptions of radioactive iodine treatment choice: follow-up from a decision-aid randomized trial. Cancer 2015; 121: 3717-26

2) Chabrera C, Zabalegui A, Bonet M, et al. A decision aid to support informed choices for patients recently diagnosed with prostate cancer: a randomized controlled trial. Cancer Nurs 2015; 38: E42-50

3) Vogel RI, Petzel SV, Cragg J, et al. Development and pilot of an advance care planning website for women with ovarian cancer: a randomized controlled trial. Gynecol Oncol 2013; 131: 430-6

4) Leighl NB, Shepherd HL, Butow PN, et al. Supporting treatment decision making in advanced cancer: a randomized trial of a decision aid for patients with advanced colorectal cancer considering chemotherapy. J Clin Oncol 2011; 29: 2077-84

5) Vodermaier A, Caspari C, Wang L, et al. How and for whom are decision aids effective? Long-term psychological outcome of a randomized controlled trial in women with newly diagnosed breast cancer. Health Psychol 2011; 30: 12-9

6) Jibaja-Weiss ML, Volk RJ, Granchi TS, et al. Entertainment education for breast cancer surgery decisions: a randomized trial among patients with low health literacy. Patient Educ Couns 2011; 84: 41-8

7) Peele PB, Siminoff LA, Xu Y, et al. Decreased use of adjuvant breast cancer therapy in a randomized controlled trial of a decision aid with individualized risk information. Med Decis Making 2005; 25: 301-7

8) Whelan T, Levine M, Willan A, et al. Effect of a decision aid on knowledge and treatment decision making for breast cancer surgery: a randomized trial. JAMA 2004; 292: 435-41

9) Whelan T, Sawka C, Levine M, et al. Helping patients make informed choices: a randomized trial of a decision aid for adjuvant chemotherapy in lymph node-negative breast cancer. J Natl Cancer Inst 2003; 95: 581-7

10) Goel V, Sawka CA, Thiel EC, et al. Randomized trial of a patient decision aid for choice of surgical treatment for breast cancer. Med Decis Making 2001; 21: 1-6

11) Osaka W, Nakayama K. Effect of a decision aid with patient narratives in reducing decisional conflict in choice for surgery among early-stage breast cancer patients: a three-arm randomized controlled trial. Patient Educ Couns 2017; 100: 550-62

12） Berry DL, Halpenny B, Hong F, et al. The Personal Patient Profile-Prostate decision support for men with localized prostate cancer: a multi-center randomized trial. Urol Oncol 2013; 31: 1012-21

13） Berry DL, Wang Q, Halpenny B, et al. Decision preparation, satisfaction and regret in a multi-center sample of men with newly diagnosed localized prostate cancer. Patient Educ Couns 2012; 88: 262-7

14） Lam WW, Chan M, Or A, et al. Reducing treatment decision conflict difficulties in breast cancer surgery: a randomized controlled trial. J Clin Oncol 2013; 31: 2879-85

15） Sawka AM, Straus S, Rotstein L, et al. Randomized controlled trial of a computerized decision aid on adjuvant radioactive iodine treatment for patients with early-stage papillary thyroid cancer. J Clin Oncol 2012; 30: 2906-11

16） Vodermaier A, Caspari C, Koehm J, et al. Contextual factors in shared decision making: a randomised controlled trial in women with a strong suspicion of breast cancer. Br J Cancer 2009; 100: 590-7

17） Davison BJ, Goldenberg SL, Wiens KP, et al. Comparing a generic and individualized information decision support intervention for men newly diagnosed with localized prostate cancer. Cancer Nurs 2007; 30: E7-15

18） Siminoff LA, Gordon NH, Silverman P, et al. A decision aid to assist in adjuvant therapy choices for breast cancer. Psychooncology 2006; 15: 1001-13

19） Brawn RF, Butow PN, Sharrock MA, et al. Education and role modelling for clinical decisions with female cancer patients. Health Expect 2004; 7: 303-16

Ⅲ章

臨床疑問

表 2 臨床疑問 2：採用文献の概要

著者（年）	研究デザイン	対象	介入法	対照	アウトカム	結果
Sawka, et al. (2015)	ランダム化比較試験	早期甲状腺がん、術後、American Thyroid Associationの定義で「再発リスクが低い」とされている患者、15-23カ月後 介入群34名、対照群36名	radioactive iodine (RAI)を行うかどうかのDA 介入群：P-DA (patient-directed computerized decision aid for thyroid cancer)を施設のPCで行う＋通常のケア	通常のケアのみ	[意思決定の満足度] 意思決定の満足度 decision satisfaction questionnaire [不安・抑うつ] Mood (PHQ4；P=0.211) に有意差なし Mood (PHQ4)	"feeling-of-informed questionnaire" の「情報に基づいて選択した」「治療法を知っている」「治療の利点と副作用を知っていた」において、介入群が有意に高かった。意思決定の満足度 (P=0.142)、Cancer-related worry (P=0.645)、Mood (PHQ4；P=0.211) に有意差なし。Decision regret (P=0.199)、physician trust (P=0.764) も有意差なし。P-DAは、患者の知識と意思決定への信頼を高めたと認識された。
Chabrera, et al. (2015)	ランダム化比較試験	限局性前立腺がん患者（T1-2/N0/M0）、45歳以上、未治療 介入群61名、対照群61名	前立腺がんの治療選択についてのDA 介入群：2パート（医学的な情報＋Q＆A、サンプル症例3つ）にわかれた冊子	標準的な情報のみ	[治療選択における満足度] 有意にDCSスコアの減少 DCSのスペイン語版 [意思決定の満足度] 有意に意思決定に対する満足度の向上 Satisfaction with decision scale [知識・理解] 有意に知識の向上 13 item, 正解率を計算	介入前後で、介入群は対照群に比較して有意にDCSスコアの減少、知識の向上、意思決定に対する満足度の向上が認められた (P<0.001)。
Vogel, et al. (2013)	ランダム化比較試験	Stage Ⅲ/Ⅳないし再発性の卵巣がん、卵管がん、原発性腹膜がん患者 介入群20名、対照群15名	ACPをプロモートするDA 介入群：ACPを推し進めるためのWebツール	通常のケアについて書かれたWebツール	[治療選択における望ましい意思決定（葛藤）] DCSに有意差はないが介入群に低い傾向 緩和ケアに関する話し合いについて、介入後にDCSで測定 [意思決定の満足度] DAに対する全体的な満足度は、有意差はないが介入群に対する満足度、情報内容、情報量に関しては介入群に高い傾向がみられた。Webに対する満足度	Advanced Healthcare Directives (AHD)、緩和ケアへのコンサルテーションは有意差なし。DCSは有意差はないが介入群に低い傾向、DAに対する満足度も、介入群に有意に高い傾向。
Leighl, et al. (2011)	ランダム化比較試験	1st lineの化学療法が考慮される進行大腸がん患者 介入群107名、対照群100名	進行大腸がん患者の化学療法についてのDA 介入群：冊子による音声によるDA＋標準的なコンサルテーション	標準的なコンサルテーションのみ	[治療選択における望ましい意思決定（葛藤）] 有意な差はない。治療法決定の後のタイミングで、DCS [意思決定の満足度] コンサルテーションに対する満足度、意思決定内容に対する満足度、医師の満足度に有意な差はない。Satisfaction with consultation, Satisfaction with decision scale, Physician satisfaction with decision making [知識・理解] 予後や治療オプション、ベネフィットについての理解が、介入群で有意に高い。葛藤、意思決定について10項目の問い、Fiset and Brundageのものを改変 [不安・抑うつ] 患者の不安は「低い」から「中程度」、時間経過とともにやや減少傾向。STAI	予後や治療オプション、ベネフィットについての理解が、介入群で有意に高い。葛藤、意思決定についてコンサルテーションやコンサルテーション後の意思決定については両群に有意な差はなかった。

（つづく）

表 2　臨床疑問 2：採用文献の概要（つづき）

著者（年）	研究デザイン	対象	介入法	対照	アウトカム	結果
Vodermaier, et al. (2011)	ランダム化比較試験	組織学的にあるいは乳がんが強く疑われ、手術可能でさその腫瘍である患者 介入群 55 名、対照群 56 名	早期乳がんの治療（乳房温存、温存可能）選択についての DA 介入群：20 分の DA	標準的なケア	[治療選択における望ましい意思決定（葛藤）] DCS スコアは、治療 1 年後においても介入群で低い。DCS [不安・抑うつ] 両群に差はない。HADS	DCS スコアは、治療 1 年後においても介入群で低い。
Jibaja-Weiss, et al. (2011)	ランダム化比較試験	早期乳がん（I–III A）患者 介入群 43 名、対照群 38 名	早期乳がんの術式（乳房摘出、温存）選択についての DA, low literacy 介入群：ドラマと双方向性学習モジュールを組み合わせた DA＋通常のケア	通常のケアのみ	[治療選択における望ましい意思決定（葛藤）] DCS に関して、両群とも時間経過とともにスコアの減少が認められる、傾向（personal value）には有意な差はない。DCS, 10 項目の low-literacy version [意思決定の満足度] 意思決定に対する満足度、コンサルテーションに対する満足度共に有意差なし。Satisfaction With Decision Scale, Satisfaction with process of making a treatment decision scale の改変版 [知識・理解] 術後のポイントで介入群において知識が有意に高い、という記載はあるものの、実際の数字の記載はない。 [不適切な治療選択] 治療法の選択について、乳房温存（breast-conserving surgery：BCS）、乳房切除（mastectomy：MT）、わからない、「わからない」を選択する割合が大きかった。	DCS に関して、両群とも時間経過とともにスコアの減少が認められる。一部に有意差（informed scale）、傾向（personal value）がみられたが全体的に両群に有意な差はない。 意思決定に対する満足度、コンサルテーションに対する満足度共に有意差なし。ルテーションに対する満足度、実際のものの、という数字の記載はあるものの差はない。 術後のポイントで介入群で有意に高い、という記載はある。 治療法の選択について、乳房温存（BCS）、乳房切除（MT）、わからないに分け、介入群で有意に MT を選択する割合が大きかった。「わからない」を選択する患者はいなかった。
Peele, et al. (2005)	ランダム化比較試験	乳がん、新規 術後補助療法（化学療法、ホルモン療法、その両方）を行う可能性のある患者 介入群 226 名、対照群 60 名	Adjuvant! と呼ばれる、補助化学療法についての DA 介入群：Adjuvant!	同じような形状のパンフレット	[不適切な治療選択] Low tumor severity で、補助化学療法を選択する割合が、介入群では有意に少なかった。	Low tumor severity で、補助化学療法を選択する割合が、介入群では有意に少なかった。

（つづく）

表2　臨床疑問2：採用文献の概要（つづき）

著者（年）	研究デザイン	対象	介入法	対照	アウトカム	結果
Whelan, et al.(2004)	ランダム化比較試験	乳がん（stage Ⅰ-Ⅱ）患者、新規、対照群107名 介入群94名	乳がんの術式選択についてのDA 介入群：DAを使用した、医師による治療の説明を行う	DAを使用しない、医師による治療の説明を行う	[治療選択における望ましい意思決定（葛藤）] 葛藤は有意に低い（1.40 vs. 1.62, P＝0.02）。DCS [意思決定の満足度] 意思決定についての満足度は高い（4.50 vs. 4.32, P＝0.05）。DCSの下位尺度（effective decision-making subscale） [決定の主体性] 「自らが選んだ治療を強く望む」割合が介入群で有意に高い（83％ vs. 72％, P＝0.05）。 [知識・理解] 介入群において、治療に関する知識の得点は有意に高い（66.9 vs. 58.7, P＜0.001）。44項目の質問 [不安・抑うつ] 不安（STAI）、抑うつ（The Centre for Epidemiologic Studies Depression Scale）ともに両群で差はない。STAI, The Centre for Epidemiologic Studies Depression Scale [不適切な治療選択] 実際の治療は、介入群でbreast conservation therapyを選択する割合が有意に高い（93％ vs. 76％, P＝0.03）。	介入群において、治療に関する知識の得点は有意に高い（66.9 vs. 58.7, P＜0.001）、葛藤は有意に低い（1.40 vs. 1.62, P＝0.02）、意思決定についての満足度は高い（4.50 vs. 4.3, P＝0.05）。実際の治療を選択する割合は、BCTを選択する割合が有意に高く（93％ vs. 76％, P＝0.03）、「自らが選んだ治療を強く望む」割合が介入群で有意に高い（83％ vs. 72％, P＝0.05）。
Whelan, et al.(2003)	ランダム化比較試験	乳がん、LN（-）、術後、補助化学療法を行う可能性がある患者 介入群82名、対照群93名	乳がんの補助化学療法についてのDA 介入群：DA＋medical consultation	medical consultation only	[意思決定の満足度] 意思決定についての満足度は有意に高い（P＝0.032）。DCSの下位尺度（effective decision-making subscale） [決定の主体性] 「意思決定に際して独自の決めた方を望む」割合が、コンサルテーション後に介入群で有意に増加（P＝0.003）、「医師から治療法の推奨を受けた」と感じる割合が介入群に低い傾向（P＝0.063） [知識・理解] 補助化学療法についての知識が介入群で有意に高い（P＜0.001）。25項目の質問 [不安・抑うつ] 不安について（STAI）、両群ともども差はない。STAI [不適切な治療選択] 補助化学療法を選択する割合は両群で有意差なし。 [面談時間] 初回と1週間後の面談時間の合計は、両群で有意差なし。介入群65.7分。	補助化学療法についての知識が介入群で有意に高い（P＜0.001）、意思決定についての満足度も有意に高い（P＝0.032）、補助化学療法を選択した割合は両群で有意差なし、「意思決定に際して独自の決めた方を望む」割合が、コンサルテーション後に介入群で有意に増加（P＝0.003）、「医師から治療法の推奨を受けた」と感じる割合が介入群に低い傾向（P＝0.063）。初回と1週間後の面談時間の合計は、両群で有意差なし（介入群68.3分 vs. 対照群65.7分, P＝0.53）。

（つづく）

表2　臨床疑問2：採用文献の概要（つづき）

著者（年）	研究デザイン	対象	介入法	対照	アウトカム	結果
Goel, et al. (2001)	ランダム化比較試験	乳がん（stage I-II）患者、新規、介入群86名、対照群50名	乳がんの術式選択のDA 介入群：音声と冊子のDA	三つ折りのパンフレット。数字なく、絵は写真、value clarification exercise なし	[治療選択における望ましい意思決定（葛藤）] DCS、両群に有意差はないが、介入群で低い傾向。DCS [知識・理解] 両群に有意差なし。Breast Cancer Information Test-R（18問） [不安・抑うつ] STAI、両群に有意差なし。STAI	不安、知識に両群で有意差なし、葛藤は有意差はないが介入群で低い傾向。
Osaka, et al.(2017)	3-arm ランダム化比較試験	早期乳がん患者、新規、3群比較（DA+narrative, DA-narrative, control）DA+narrative 58名、DA-narrative 61名、対照群55名	乳がんの術式選択のDA G1：DA with narrative＋standard information G2：DA without narrative＋standard information	G3：standard information	[治療選択における望ましい意思決定（葛藤）] 葛藤がTime3（術後1カ月）の時点でDA±narrative vs. Control で有意に低いが、Time2（介入直後）には有意差はない。DCS [意思決定の満足度] 意思決定に対する満足度でDA-narrative vs. Control にてTime3でDA-narrative が有意に高いが、他のタイミングでは有意差なし。DCSの下位尺度（effective decision-making subscale） [不安・抑うつ] 不安（STAI）には3群間で差はない。	葛藤がTime3（術後1カ月）の時点でDA±narrative vs. Control で有意に低いが、Time2（介入直後）には有意差はない。意思決定に対する満足度でDA-narrative vs. Control にてTime3でDA-narrative が有意に高いが、他のタイプ（STAI）には3群間で差はない。不安（STAI）には、介入群において差はない。
Berry, et al.(2013)	ランダム化比較試験	限局性前立腺がん患者（T1 or T2）、未治療、介入群251名、対照群216名	The Personal Patient Profile Prostate (P3P) 介入群：通常のケア＋P3P	通常のケア＋Web	[治療選択における望ましい意思決定（葛藤）] トータルのDCSスコアには有意な差は認められないが、下位尺度（Uncertainty, Value clarity）について介入群で有意に低かった。DCS [不適切な治療選択] ベースラインにおいて治療選択が決まっていない人では、介入群の方が早く治療を開始する傾向があった（有意差なし）。6カ月後、Brachytherapy（小線源療法）を選択する割合が、介入群において有意に高かった。	トータルのDCSスコアには有意な差は認められないが、下位尺度（Uncertainty, Value clarity）について介入群で有意に低かった。ベースラインにおいて治療選択が決まっていない人では、介入群の方が早く治療を開始する傾向があった（有意差なし）。6カ月後、Brachytherapy（小線源療法）を選択する割合が、介入群において有意に高かった。
Berry, et al.(2012)	ランダム化比較試験	限局性前立腺がん患者（T1 or T2）、未治療、介入群251名、対照群216名	The Personal Patient Profile Prostate (P3P) 介入群：通常のケア＋P3P	通常のケア＋Web	[意思決定の満足度] 治療法を選択するうえで、P3Pが患者の意思決定の準備を自覚すること、行った意思決定に対する満足度、意思決定についての満足度、行った意思決定、これらアウトカムとの関連をみたが、これらアウトカムとの関連は有意ではなかった。Satisfaction with decision scale	治療法を選択するうえで、P3Pが患者の意思決定の準備を自覚すること、行った意思決定に対する満足度、意思決定についての満足度、行った意思決定の後悔を減らすことと関連したが、これらアウトカムとの関連は有意ではなかった。意思決定後の後悔は、個人の特性と治療後の症状に有意に影響を受けることがわかった。

（つづく）

章
III
臨床
疑問

表2　臨床疑問2：採用文献の概要（つづき）

著者（年）	研究デザイン	対象	介入法	対照	アウトカム	結果
Lam, et al. (2013)	ランダム化比較試験	早期乳がん、新規、手術療法を考えている患者 介入群113名、対照群112名	乳がんの術式選択のDA、家庭へ持ち帰って使用 介入群：DAの冊子	標準的な情報が記載された冊子	[治療選択における望ましい意思決定（葛藤）] コンサルテーション1週間後のDCSスコアが介入群で有意に低い（P=0.016）。 [知識・理解] 乳がんについてと、その治療に関する知識（コンサルテーションの1週間後）は、両群で差はない。10項目の問い [不安・抑うつ] 不安（HADS-Anxiety）/抑うつ（HADS-Depression）には有意差がない、術後10カ月のHADS-Depressionスコアは介入群で有意に低い（P=0.001）。HADS [不適切な治療選択] 実際の術式選択において、乳房温存、根治的乳房切除＋再建の割合に、両群の差はない、乳房温存を推奨しない実際に行った術式の割合とも両群で有意差はない。	コンサルテーション1週間後のDCSスコアが介入群で有意に低い（P=0.016）。知識（knowledge scale）、不安（HADS-Anxiety）/抑うつ（HADS-Depression）には有意差がない、術後10カ月のHADS-Depressionスコアは介入群で有意に低い（P=0.001）。術後4カ月（P=0.026）、10カ月（P=0.014）のdecision regretスコアが介入群で有意に低い、実際の術式選択において、根治的乳房切除、乳房温存、乳房温存＋再建の割合に、両群の差はない、乳房温存を推奨しない患者において実際に行った術式の割合とも両群で有意差はない。
Sawka, et al. (2012)	ランダム化比較試験	早期甲状腺がん患者（low risk）、術後 介入群37名、対照群37名	術後のRAIを行うかどうかを選択するためのDA 介入群：computerized DA＋usual care、reserch officeのPCで自分で操作	通常のケアのみ	[治療選択における望ましい意思決定（葛藤）] 葛藤（DCS）は有意に低い（P<0.001）。 [知識・理解] 病気や治療法についての知識は有意に介入群で高い 10項目の問い [不適切な治療選択] RAIを選択する割合は、両群間で有意差なし。	病気や治療法についての知識は有意に介入群で高く、葛藤（DCS）は有意に低い（P<0.001）。RAIを選択する割合は、両群間で有意差なし。
Vodermaier, et al. (2009)	ランダム化比較試験	組織学的にあるいは診断過程で強く乳がんが疑われ、その腫瘍が能な大きさ、ホルモン感受性陽性の場合に補助化学療法、T1からT2,T3での場合には化学療法前化学療法を行うかどうかについてのDA 介入群55名、対照群56名	外科手術についてのDAに加え、ルモン感受性陽性の場合に補助化学療法についてのDA、T1かホT2,T3有場合には化学療法前化学療法を行うかどうかについてのDA 介入群：20分のDA	標準的なケア	[治療選択における望ましい意思決定（葛藤）] DCSスコア（トータル）は有意差なし、下位尺度（informed）で介入群が有意に低い（P=0.048）。DCS [意思決定の満足度] 意思決定プロセスのさまざまな側面に関連する満足度は両群で有意差なし。6項目 [決定の主体性] 意思決定が医師、share、患者のどこでされているかをみると、両群とも share が60%で有意差なし。 [面談時間] 面談時間の長さに両群間に有意差なし（面談時間を5-10、10-15、15-25、25-35、35-とカテゴリー分けして、そのカテゴリーに入る人数を比較している）。	DCSスコアはトータルは有意差なし、下位尺度（informed）で介入群が有意に低い（P=0.048）。意思決定プロセスのさまざまな側面で有意差なし。意思決定プロセスに関連する満足度は両群で有意差なし。意思決定のどこが医師、share、患者のどこでされているかを認識しているかをみると、両群ともshareが60%で有意差なし、面談時間の長さも両群間に有意差なし。

（つづく）

表 2　臨床疑問 2：採用文献の概要（つづき）

著者（年）	研究デザイン	対象	介入法	対照	アウトカム	結果
Davison, et al. (2007)	ランダム化比較試験	限局性前立腺がん患者、未治療　介入群 162 名、対照群 162 名	限局性前立腺がんの治療選択に関する DA　介入群：個々の病状に合わせた個別の情報	限局性前立腺がんの治療選択に関する一般的情報	[治療選択における望ましい意思決定（葛藤）] DCS（low-literacy ver）は、両群ともベースラインでも有差はない。DCS、10 項目の low-literacy version [意思決定の満足度] ベースラインでは両群に差はないが、治療選択後のタイミングでは介入群に有意に満足度が高い（P=0.002）。治療選択後の意思決定に対する満足度（10 項目）、情報の量、質、方法に関する意思決定の準備の満足度（5 項目） [決定の主体性] 治療選択の意見を 5 段階（自分で、医師の意見を聞いたうえで自分で、協働して、医師の意見を聞いたうえで Contol preference scale（CPS）は、両群間で有意な差はない。	DCS（low-literacy ver.）は、両群ともベースライン、意思決定後のタイミングでも有差はない。ベースラインでは両群に差はないが、治療選択後のタイミングでは介入群に有意に満足度が高い（P=0.002）。治療選択後の志向を 5 段階（自分で、医師の意見を聞いたうえで自分で、協働して、医師の意見を聞いたうえでみた Contol preference scale（CPS）は、両群間で有意な差はない。
Siminoff, et al. (2006)	ランダム化比較試験	乳がん、新規、術後　補助化学療法（化学療法、ホルモン療法、その両方）を行う可能性のある患者　介入群 234 名、対照群 171 名	Adjuvant! と呼ばれる、補助化学療法についての DA　介入群：Adjuvant!	同じような形状のパンフレット	[不適切な治療選択] 介入群に、有意に術後補助化学療法を受ける割合が少なかった（P=0.02）。	介入群に、有意に術後補助化学療法を受ける割合が少なかった（P=0.02）。
Brown, et al. (2004)	ランダム化比較試験	女性がん患者（乳がん 71%）　介入群 35 名、対照群 30 名	介入群：「治療の意思決定をどのように行うか」という内容の冊子と、模擬面談の VTR	"Living with cancer" という、がんという一般的な問題についての冊子	[治療選択における望ましい意思決定（葛藤）] DCS は両群間に有意差なし。DCS [意思決定の満足度] Satisfaction with decision scale Satisfaction with decision scale [不安・抑うつ] ベースライン、コンサルト 2 週間後の 2 ポイントのみ、STAI が介入群で有意に（P<0.01）低下。STAI	DCS は両群間に有意差なし。Satisfaction with decision scale にも有意差なし。ベースライン、コンサルト 2 週間後の 2 ポイントのみ、STAI が介入群で有意。ベースライン、コンサルト 2 週間後の 2 ポイントのみ、STAI が介入群で有意に（P<0.01）低下。

DA：Decision Aids, PHQ4　Patient Health Questionnaire for Depression and Anxiety 4, DCS：Decisional Conflict Scale, ACP：advance care planning, STAI：State-Trait Anxiety Inventory, HADS：Hospital Anxiety and Depression Scale

章Ⅲ

臨床疑問

意思決定ガイド（Decision Aids）

1　意思決定ガイド（Decision Aids）とは

　意思決定ガイドは，協働意思決定（shared decision making）を医療現場で実現する手段の一つとして，1990年以降主に北米やヨーロッパなどで開発・普及が始まった患者や家族向けの医療情報ツールである。通常の情報ツールとは異なって，意思決定ガイドは「特定の選択場面を支援するもの」であり，選択肢に関しエビデンスに基づく詳細な情報を提供するとともに，患者が自身の価値観と照らし合わせながら熟慮するために踏むべきステップや，周囲とのコミュニケーションの手法などを含んでいる[1,2]。

　意思決定ガイドは，冊子やパンフレットの形態が主であるが，近年，利用場面に合わせてウェブや映像コンテンツなども作成されている。医療における意思決定支援分野の研究を先導してきたカナダのOttawa Health Research Institute（OHRI）のサイトには，今日，700を超える意思決定ガイドが登録されており，その疾患はがんや精神疾患，糖尿病や妊娠・出産関連など多岐にわたり，活用の場面も，検査や診断・治療，検診・予防（ワクチン関連を含む）など幅広く含まれている[3]。

　意思決定ガイドでは，各選択肢について想定される結果について利益・不利益をバランスよく含めて示すことが求められる。また，決定を具体的に支援する内容となっており，患者が自身の価値観や希望を明らかにするためのガイダンス（例：それぞれの選択肢を選んだ際に見込まれる体験を身体的・社会的・心理的にイメージしやすく示す，優先事項を整理するためのワークを入れるなど）や，医療者・周囲と決定について話し合う具体的な方法などが含まれる。

　例えば，早期の前立腺がんでは，一般に，監視療法，フォーカルセラピー，手術（外科治療），放射線治療，内分泌療法など，複数の治療法が選択可能な場合がある。米国の政府機関であるAgency for Health Research and Quality（AHRQ）で作成した前立腺がんに関する意思決定ガイドでは，こうした選択肢のメリットやデメリットを比較しやすく一覧化して提示したうえで，各選択肢を選んだ場合の長期的な体験への思いを尋ねることなどで，個人の価値観を明確化させる工夫がされている（例：監視療法を選んだ際に頻回に検査通院をすることは負担か？/手術をしない場合の不安感をどれくらいコントロールできると思うか？/手術をしなかった結果がんが広がったらどれくらい後悔するか？など）[4]。

　意思決定ガイドの配布や活用は，ある状況下の患者に一律に機械的にされるより，医療者が患者個別の状況から「活用が患者の利益になるか」を見極めながら展開されることが望ましいとされる。他方，先に述べた通り，ウェブ形式などで患者が自発的に簡便に入手できる意思決定ガイドも増えており，医療者との話し合いに備えて自身の考えを整理することや，家族や身近な人などとのコミュニケーションを重ねることのきっかけとなることが期待されている。

2　意思決定ガイド（Decision Aids）活用による効果

　がん以外の疾患を含む患者を対象とした意思決定ガイドに関する最新の Cochrane Review では，2015 年までに公開された 105 のランダム化比較試験のレビューから，意思決定ガイドを活用した患者では，活用しなかった患者よりも，選択肢に関する正確な知識やリスク認識が向上し，意思決定のプロセスへの主体的な関わりが増加すること，価値観と合致した選択に至ることが報告されている。また，決定の内容やプロセスへの満足度が高いこと，待機的な侵襲性のある手術の選択が減少すること，活用に伴う有害な影響は同定されなかったことなどが報告されている[5]。ただし，意思決定ガイドの活用は，選択に関する医療者と患者のコミュニケーションを促す（補う）が，コミュニケーションと置き換えられるものではないことに留意が必要とされる。

　意思決定ガイドの有用性に関する報告が多数重ねられるなかで，米国では AHRQ をはじめ，州レベルでもその作成や普及，活用支援が盛んになってきている[6]。また，医療機関独自の取り組みも盛んに行われており，例えば，Massachusetts General Hospital（MGH）では 2005 年より患者の約 4 人に 1 人に相当する数の意思決定ガイドが活用され，医療者から良好な評価が得られている[7]。

3　開発と活用に関する標準化

　意思決定ガイドの開発や評価の指針を，2003 年に設立された IPDAS Collaboration が提供している[1]。

　開発に際してはスキームが定められているが，まず，関係する幅広いステークホルダー（例：医療専門家，倫理や教育の専門家，政策立案者，患者家族など）でチームを編成し，「意思決定ガイドの活用により目指すものとその評価方法」を慎重に議論するとされる[8,9]。また，患者や医療者へのニーズ調査などを行いながら，試作版の作成や feasibility 調査を経た修正を重ねるなどの厳密なステップが求められる。

　2005 年には意思決定ガイド開発のチェックリストが作成され，オリジナル版は内容，作成プロセス，有効性について 74 項目で評価をする[10]。チェックリストは短縮・改訂版が公開され，44 項目版[11]は，日本語版が公開されており利用可能である[12]。

4　わが国における意思決定ガイド（Decision Aids）の活用

　医療における意思決定支援はわが国においても幅広く取り組みがなされていることは言うまでもないが，活用できる意思決定ガイドは現時点では限られているのが現状である。

　そのなかでも，大坂らの運営するウェブサイト「患者さんやご家族のための意思決定ガイド」（https://www.healthliteracy.jp/decisionaid/）では，以下の通り IPDAS に準じて作成された複数の意思決定ガイドが利用可能である。

● 「自分らしく決めるガイド（乳がん手術方法編）」[13]
　・対象者：早期乳がんと診断され手術を受ける方で術式選択の必要な方，その選択
　　　　　　を支援する医療者
　・選択肢：乳房部分切除術（＋放射線治療）/乳房切除術/乳房切除術＋乳房再建術
● 「早期肺癌と告知されたら手に取ってみて下さい」[14]
　・対象者：早期肺癌と診断され，これから治療を受ける方
　・選択肢：手術/体幹部定位放射線治療/無治療経過観察

　上記の通り，意思決定ガイドを活用することは，患者が周囲とコミュニケーション
を深めながら価値観に合った決定を行う支援となることが実証されており，わが国に
おいても今後の普及が望まれる。一方で，その開発に際して準ずるべき国際基準は必
ずしも平易なものではなく，テーマとして扱う重要臨床課題を絞りながら開発をして
いくことになると考えられる。また，今後，意思決定ガイドの内容を活用したより簡
便な意思決定支援プログラムの開発などもまたれる。

（浦久保安輝子）

■■文　献

1) The International Patient Decision Aid Standards（IPDAS）.
　http://www.ipdas.ohri.ca/（2020 年 11 月 11 日閲覧）
2) Elwyn G, O'Connor A, Stacey D, et al. Developing a quality criteria framework for patient deci-sion aids: online international Delphi consensus process. BMJ 2006; 333: 417
3) Ottawa Hospital Research Institute. Patient Decision Aids.
　https://decisionaid.ohri.ca/（2020 年 11 月 11 日閲覧）
4) Agency for Healthcare Research and Quality（AHRQ）. Knowing Your Options: A Decision Aid for Men With Clinically Localized Prostate Cancer.
　https://effectivehealthcare.ahrq.gov/products/decision-aids/prostate-cancer/〔2021 年 4 月 5 日閲覧，ただし出版時点では研究目的に概要のみ掲載（ツールは閲覧不可）〕
5) Stacey D, Légaré F, Lewis K, et al. Decision aids for people facing health treatment or screening decisions. Cochrane Database Syst Rev 2017; 4: CD001431
6) Washington Health Care Authority. Patient decision aids（PDAs）.
　https://www.hca.wa.gov/about-hca/healthier-washington/patient-decision-aids-pdas（2020 年 11 月 11 日閲覧）
7) Sepucha KR, Simmons LH, Barry MJ, et al. Ten years, forty decision aids, and thousands of patient uses: shared decision making at massachusetts general hospital. Health Aff（Millwood）2016; 35: 630-6
8) Coulter A, Stilwell D, Kryworuchko J, et al. A systematic development process for patient deci-sion aids. BMC Med Inform Decis Mak 2013; 13（Suppl 2）: S2
9) 浦久保安輝子. 第 5 章 意思決定サポートの方法論 3 医療における意思決定支援. 成本迅, 藤田卓仙, 小賀野晶一編著. 認知症と医療. 勁草書房, 東京, 2018
10) The International Patient Decision Aid Standards（IPDAS）. IPDAS Versions & Use.
　http://ipdas.ohri.ca/using.html（2020 年 11 月 11 日閲覧）
11) Joseph-Williams N, Newcombe R, Politi M, et al. Toward minimum standards for certifying patient decision aids: a modified Delphi consensus process. Med Decis Making 2014; 34: 699-710
12) 大坂和可子, 米倉佑貴, 有森直子, 他. International Patient Decision Aid Standards instrument（Version 4.0）日本語版.
　https://www.healthliteracy.jp/decisionaid/ipdas/（2022 年 2 月 15 日閲覧）

13）大坂和可子，中山和弘．自分らしく決めるガイド　乳がん手術方法．
　　https://www.healthliteracy.jp/decisionaid/decision/breast-surgery.html（2022 年 2 月 15 日閲覧）
14）武田篤也．早期肺癌と告知されたら手に取ってみて下さい．
　　https://www.healthliteracy.jp/decisionaid/decision/post-1.html（2022 年 2 月 15 日閲覧）

Ⅲ章

臨床疑問

臨床疑問3

医師ががんに関連する重要な話し合いのコミュニケーション技術研修（CST）を受けることは推奨されるか？

▶推奨文

医師ががんに関連する重要な話し合いのコミュニケーション技術研修（CST）を受けることを提案する。

■推奨の強さ：2（弱い）
■エビデンスの確実性（強さ）：B（中程度）

[採用文献の概要]

　本臨床疑問に関するがん患者を対象とした臨床研究は，ランダム化比較試験が11件[1-11]であった。

　ガイドライン作成グループは本臨床疑問の推奨の判断に重要なアウトカムとして下記のアウトカムに関するエビデンスを評価した。アウトカムには，訓練を受けた医師と面接した患者のアウトカムと，訓練による医師自身の行動変化の客観的指標があり，患者アウトカムである前者が，より重要であると考えた。以下に患者のアウトカムと医師の行動指標を分けて，ガイドライン作成グループが重要と考えた順に評価結果を記載する。

1）患者アウトカム

①患者の精神的苦痛〔エビデンスの確実性（強さ）：中程度〕

　コミュニケーション技術研修（communication skill training：CST）を受けた医師との面接の後の精神的苦痛については，4件の論文で記載がある。そのうち，Hospital Anxiety and Depression Scale（HADS）を用いたものが3件[1-3]，Symptom Checklist-90（SCL90）と関連をもつ51項目の簡易症状評価票を用いたものが1件[4]であった。この4件の論文の結果を用いてメタアナリシスを行ったが，CSTを受けた群と対照群との間で精神的苦痛の有意な低減は認められなかった。

　いずれの研究も受講した医療者の行動変化を主要アウトカムとして計画されており，医師の行動変容を介して間接的に影響を受ける患者の精神的苦痛の変化を検出するに十分な症例数が計画されていない。そのため複数のランダム化比較試験による結果であるが，エビデンスの確実性（強さ）を一段階下げ，中程度とした。

　このことから，CSTは患者の精神的苦痛を低減するとはいえないことが示唆された。

②医師のコミュニケーションに対する患者の満足度〔エビデンスの確実性（強さ）：中程度〕

　患者の満足度は3件の論文で検討されていた。いずれも異なった評価尺度で評価さ

れており，2件で対照群との間で有意差はなく[1,5]，1件で有意に満足度が高いことが示された[4]。3件の論文の結果を用いてメタアナリシスを行ったところ，CST を受けた群と対照群とでコミュニケーションに対する患者の満足度に有意な差は認められなかった。

このことから CST は患者の満足度を高めるとはいえないことが示唆された。

いずれの研究も受講した医療者の行動変化を主要アウトカムとして計画されており，医師の行動変容を介して間接的に影響を受ける患者の満足度の変化を検出するには十分な症例数が計画されていない。そのため複数のランダム化比較試験による結果であるが，エビデンスの確実性（強さ）を一段階下げ，中程度とした。

2）医師の行動変容評価
①共感〔エビデンスの確実性（強さ）：中程度〕
医師が共感的な行動をとることに関して，7件の論文で記載があり，そのうち4件が実際の患者との面接で，5件が模擬患者との面接において共感を示す行動が検討されている。実際の患者との面接での検討では，すべての研究で共感行動の増加が示されている[6-9]。模擬患者との面接では，共感行動が増加した報告[1]がある一方，対照群と有意差がない[8,10,11]とするものがある。

実際の患者との面接では，いずれも共感が増えていることから，CST は医師の共感的な行動を増やすことが示唆された。

②オープンクエスチョン〔エビデンスの確実性（強さ）：中程度〕
医師がオープンクエスチョンを用いることに関して，実際の患者での検討が2件，模擬患者での検討が3件ある。実際の患者での検討では，オープンクエスチョンが増加するとするもの[6]と有意差がないもの[8]がある。また模擬患者での検討でも，オープンクエスチョンが増加するもの[8]と有意差がないものがある[11]。

このことから，CST はオープンクエスチョンを増やすとはいえないと示唆された。

③患者の理解の確認〔エビデンスの確実性（強さ）：中程度〕
医師が患者の理解を確認する行動については，3件のランダム化比較試験で評価されており，模擬患者との面接で有意に増加したとする研究[1]と，実際の患者との面接で変化がなかった[7]，模擬患者との面接で変化がなかったとする研究[10]とがある。

このことから，CST は医師が患者の理解を確認する行動を増やすとはいえないと示唆された。

④患者への質問の促し〔エビデンスの確実性（強さ）：中程度〕
医師が患者に質問を促す行動については2件のランダム化比較試験があり，模擬患者との面接で有意に増加したとするもの[1]と変化がなかったとするもの[6,10]がある。

このことから，CST は患者への質問の促しを増やすとはいえないことが示唆された。

[解　説]

　がん患者は，診断，再発・進行の告知や積極的抗がん治療の中止など，治療に関する重要な話し合いに臨む際には，気持ちのうえで大きなつらさを感じることが多い。このような悪い知らせをはじめとするがんに関する重要な話し合いをする場合，医師-患者間のコミュニケーションが良好に行われれば，患者の精神的苦痛が緩和されることが期待される。医師が良好なコミュニケーションを行う能力の涵養を目的として，1990年代以降CSTのプログラムが各国で開発されてきた。CSTは，トレーニングを受けたファシリテーターがいる小グループで，学習者中心でロール・プレイを行い，構造化されたフィードバックを行うトレーニングであれば，コミュニケーション技術を向上させる効果が示されている。

1）益と害のバランス

益：医師がCSTを受けることで，患者の精神的苦痛の軽減は示されず（中程度），満足度の増加も示されなかった（中程度）。医師の共感行動の増加が示された（中程度）。

害：医師がCSTを受けることで，患者の精神的苦痛の増悪は示されなかった（中程度）。

2）患者の価値観・希望

　医師のコミュニケーション技術が向上することを望む患者・家族は多いと考えられ，CSTを受けることは患者・家族の価値観・希望に一致すると考えられる。

3）コスト・臨床応用性

　コストとしては，CSTを主催する労力，費用，および医師がCSTを受ける時間が必要である。CSTにかかる時間は研究により1時間から3日間と幅が大きいが，忙しい日常業務を抱えた医師がCSTのための時間を捻出することは，一定の負担であると考えられる。

　国内では日本サイコオンコロジー学会が，学会主催もしくは各地の病院主催でコミュニケーション技術研修を実施しているため，比較的容易に受講することが可能である。

　主要アウトカムである患者の精神的苦痛，満足度においてはCSTの効果は示されなかったが，患者アウトカムを評価するためにデザインされた研究がないことから推奨への影響を一段階下げて考えた。一方，CSTが医師の共感行動を増すこと，こうした医師の行動変容は社会的に望まれていると考えられることを勘案して，ガイドライン作成グループとしては，医師ががんに関連する重要な話し合いのCSTを受けることを提案する（弱く推奨する）こととした。

　参考までに，米国臨床腫瘍学会のコミュニケーションガイドラインでは，「医療者がコミュニケーション技術を獲得するために最も効果的な方法は何か？」という臨床疑問に，コミュニケーション技術研修について，患者アウトカムはほとんど研究されて

おらず改善は示されないことを明記しつつ，学習効果が示されていることから強い推奨をしている[a]。

▶ アウトカムモデル

直接コミュニケーションに影響を受けるアウトカム	医療行為を介在して影響を受けるアウトカム（代理・中間）		社会的アウトカム
患者の精神的苦痛：差なし コミュニケーションに対する患者の満足度：差なし			
	医療行為を介在して影響を受けるアウトカム		

※アウトカムの一部は CST を受講した医師の行動変容評価である
　共感：増加
　オープンクエスチョン：差なし
　理解の確認：差なし
　質問の促し：差なし

（岡島美朗，樋口裕二）

■ 文　献

1) Fujimori M, Shirai Y, Asai M, et al. Effect of communication skills training program for oncologists based on patient preferences for communication when receiving bad news: a randomized controlled trial. J Clin Oncol 2014; 32: 2166-72

2) Lienard A, Merckaert I, Libert Y, et al. Factors that influence cancer patients' and relatives' anxiety following a three-person medical consultation: impact of a communication skills training program for physicians. Psychooncology 2008; 17: 488-96

3) Girgis A, Cockburn J, Butow P, et al. Improving patient emotional functioning and psychological morbidity: evaluation of a consultation skills training program for oncologists. Patient Educ Couns 2009; 77: 456-62

4) Stewart M, Brown JB, Hammerton J, et al. Improving communication between doctors and breast cancer patients. Ann Fam Med 2007; 5: 387-94

5) Shilling V, Jenkins V, Fallowfield L. Factors affecting patient and clinician satisfaction with the clinical consultation: can communication skills training for clinicians improve satisfaction? Psychooncology 2003; 12: 599-611

6) Jenkins V, Fallowfield L. Can communication skills training alter physicians' beliefs and behavior in clinics? J Clin Oncol 2002; 20: 765-9

7) Fallowfield L, Jenkins V, Farewell V, et al. Efficacy of a Cancer Research UK communication skills training model for oncologists: a randomised controlled trial. Lancet 2002; 359: 650-6

8) Razavi D, Merckaert I, Marchal S, et al. How to optimize physicians' communication skills in cancer care: results of a randomized study assessing the usefulness of posttraining consolidation workshops. J Clin Oncol 2003; 21: 3141-9

9) Tulsky JA, Arnold RM, Alexander SC, et al. Enhancing communication between oncologists and patients with a computer-based training program: a randomized trial. Ann Intern Med 2011; 155: 593-601

10) Goelz T, Wuensch A, Stubenrauch S, et al. Specific training program improves oncologists' palliative care communication skills in a randomized controlled trial. J Clin Oncol 2011; 29: 3402-7

11) Merckaert I, Liénard A, Libert Y, et al. Is it possible to improve the breaking bad news skills of residents when a relative is present? A randomised study. Br J Cancer 2013; 109: 2507-14

■ 参考文献

a) Gilligan T, Coyle N, Frankel RM, et al. Patient-clinician communication: American Society of Clinical Oncology consensus guideline. J Clin Oncol 2017; 35: 3618-32

68

表 3　臨床疑問 3：採用文献の概要

著者（年）	研究デザイン	対象	介入法	対照	アウトカム	結果
Girgis, et al. (2009)	ランダム化比較試験	介入対象：腫瘍内科医，腫瘍放射線科医 30 名，介入群 16 名，対照群 14 名，評価対象：実患者のつらさ	1 日半の CST＋1.5 時間×4 回 1 カ月ごとのビデオカンファレンス	介入なし	[精神的苦痛] HADS-A. D 1 週後の不安のみ有意差あり，3 カ月後はなし うつは有意差なし [QOL] EOPTC QLQ-C-30 1 週後，3 カ月後ともに有意差なし	医療者のコミュニケーション技術を向上させるためのトレーニングが成功した腫瘍医があったが，介入群の腫瘍医が面接では，1 週間後に不安が減少した患者の腫瘍医が減少した（P＝0.021）。患者の転帰には他に統計的に有意な差は認められなかった。
Jenkins, et al. (2002)	ランダム化比較試験	介入対象：腫瘍内科医 31 名，腫瘍放射線科医 47 名，腫瘍外科医 15 名，評価対象：実患者までの行動評価	3 日間・24 時間のオンサイトトレーニング＋フォローアップなし	介入なし	[共感] 有意に介入群の方が多い（P＝0.02）[オープンクエスチョン] 有意に介入群の方が多い（P＝0.01）	CST 群では，腫瘍医の心理社会的問題に対する態度が統計的に有意に改善し（P＝0.002），患者満足度には有意ではない正の効果があった。12 カ月間の追跡調査では，ほとんどのスキルの改善は実証的な衰退はみられず，いくつかの新しいスキルはみられたが，共感の表現の低下がみられた。
Fallowfoeld, et al. (2002)	ランダム化比較試験	介入対象：腫瘍内科医 66 名，臨床腫瘍医 69 名，外科医 25 名，評価対象：実患者での行動評価	3 日間・24 時間のオンサイトトレーニング A：CST＋フィードバック，B：CST，C：フィードバック，D：なし	介入なし	[共感] 有意差あり（P＝0.006）[患者の理解の確認] 有意差なし	がん医療に携わる医師のコミュニケーション技術は，時間や臨床経験だけでは向上しない。CST は，共感性（P＝0.006）など重要なコミュニケーション技術を向上させることが示された。
Shilling, et al. (2003)	ランダム化比較試験	オンコロジスト	3 日間・24 時間のオンサイトトレーニング＋フォローアップなし	介入なし	[患者の満足度] The Patient Satisfaction Questionnaire (PSCQ) 28 項目の質問紙 有意差なし	CST は患者満足度に対して有意ではないが正の効果をもっていた。しかし，CST の効果は持ち時間が長いなどの現実的な問題によって，打ち消されるだろう。

（つづく）

表3　臨床疑問3：採用文献の概要（つづき）

著者（年）	研究デザイン	対象	介入法	対照	アウトカム	結果
Fujimori, et al. (2014)	ランダム化比較試験	模擬患者 オンコロジスト：介入群15名、対照群15名 患者評価：介入群292名、対照群309名	10時間のオンサイトトレーニング＋フォローアップなし	介入なし	[共感] 有意差あり (P=0.006) [患者の理解の確認] 有意差なし [質問の促し] 有意差なし (P=0.43) [患者の満足度] NRS (0〜10) 介入群で高い傾向 (P=0.095) [精神的苦痛] HADS-A, D, T HADS-T有意差なし	介入群は4つの複合スコアのうち3つの複合スコアで時間の経過とともにより適切な行動/スキルを示した[支持的な環境を設定する (P=0.002)、どのように悪い知らせを伝えるかを考慮する (P=0.001)、安心感を与え患者の感情に共感的に対処する (P=0.011)]。単独の行動評価項目では、介入群がより適切なスキルを示したのは27項目中3項目であった[心を込めて患者に挨拶する (P<0.01)、前置きなしに悪いニュースを伝えはじめない (P<0.01)、患者の感情表現を受け入れる (P<0.01)]。介入群の医師が担当した患者は、HADSうつ病スコア (P=0.027)、総合スコア (P=0.050) が有意に低く、医師への信頼は有意に高かった (P=0.009)。
Goelz, et al. (2011)	ランダム化比較試験	模擬患者 オンコロジスト：介入群22例、対照群19例	11時間のトレーニングコース＋2週間後に1.5時間の個人コーチングセッション	介入なし	[共感] 有意差なし (P=0.43) [患者の理解の確認] 有意差なし (P=0.06) [質問の促し] 有意差なし (P=0.43)	効果の平均的な全体推定値は介入群が有利であった (P=0.0007)。介入群と対照群の間には、すべてのセクションで統計的に有意な差があった：特定の緩和的なコミュニケーション技術 (P<0.0026)、一般的なコミュニケーション技術 (P<0.0078)、および重要な他者の関与 (P<0.00051)。
Merckaert, et al. (2013)	ランダム化比較試験	模擬患者 レジデント：介入群48名、対照群47名	30時間のオンサイトトレーニング	介入なし	[共感] 有意差あり (P=0.001) [オープンクエスチョン] 有意差あり (P=0.001)	実際の患者による医療者スキルの12項目中2項目で統計学的に有意な改善が認められた。実際の患者では共感力や支持力に影響をおよぼし、模擬患者では公開質問、共感、簡潔で正確な診断で有意な増加がみられたが、模擬患者ではその他の情報で有意な減少がみられた。

（つづく）

第III章　臨床疑問　臨床問題

表3 臨床疑問3：採用文献の概要（つづき）

著者（年）	研究デザイン	対象	介入法	対照	アウトカム	結果
Razavi, et al. (2003)	ランダム化比較試験	実患者 オンコロジスト：CW群29名と非CW名30例	19時間のトレーニングコース＋3時間×6回のフォローアップ	介入なし	[共感] 有意に group by time effect [オープンクエスチョン] 実患者では有意差なし	患者の苦痛を察知する医師の能力には、統合ワークショップの効果はなかった。
Lienard, et al. (2008)	ランダム化比較試験	実患者 オンコロジスト：CW群27名と非CW群29名	19時間のトレーニングコース＋3時間×6回のフォローアップ	介入なし	[精神的苦痛] HADS-T, 有意差なし	患者やその身内の不安を軽減することに対して，CSTの効果は認められなかった。
Stewart, et al. (2007)	ランダム化比較試験	オンコロジスト	6時間のトレーニングコース＋フォローアップなし コントロール：2時間のトレーニングコース	介入なし	[患者の満足度] Cancer Diagnostic Interview Scale (CDIS) 18項目の質問紙 有意差あり (P=0.03) [精神的苦痛] SCL90, 有意差なし	トレーニングは、患者の満足度（P=0.03）と「気分が良くなった」（P=0.02）にプラスの影響を与えた。 備考：介入前後の比較なし
Tulsky, et al. (2011)	ランダム化比較試験	実患者 介入対象：オンコロジスト 介入群24名、対照群24名	1時間の講義＋CD-ROM 個別フィードバック	介入なし	[共感] 有意に介入群に多い (P=0.024)	CSTは限られた数のスキルに影響を与えることを目的とした。研修プログラムの時間中央値＝64分（58-99分）

CST：communication skills training, HADS：Hospital Anxiety and Depression Scale, NRS：Numerical Rating Scale, CW：consolidation workshops, SCL90：Symptom Checklist-90

臨床疑問 4

看護師ががんに関連する重要な話し合いのコミュニケーション技術研修（CST）を受けることは推奨されるか？

▶推奨文

看護師ががんに関連する重要な話し合いのコミュニケーション技術研修（CST）を受けることを提案する。

■推奨の強さ：2（弱い）

■エビデンスの確実性（強さ）：B（中程度）

[採用文献の概要]

　本臨床疑問に関する看護師を対象とした臨床研究は，ランダム化比較試験が9件[1-9]であった。

　ガイドライン作成グループは，本臨床疑問の推奨の判断に重要な下記アウトカムについて，エビデンスを評価した。アウトカムには，CST を受けた看護師が接した患者のアウトカム（精神的苦痛や QOL など）と，看護師のアウトカム（看護師の行動変容評価やストレスなど）があり，前者（患者アウトカム）がより重要であると考えた。以下，ガイドライン作成グループが重要と考えた順に評価結果を記載する。なお，本臨床疑問では，看護師を含む多職種を研究対象とした論文も採用している。本推奨文では，対象者内における看護師の割合を考慮した記述を行う。

1）患者アウトカム

①患者の精神的苦痛〔エビデンスの確実性（強さ）：強い〕

　CST を受けた看護師の関わりによる，患者の精神的苦痛の改善を評価した論文は2件であった。そのうち，General Health Questionnaire-12（GHQ-12）を使用したものが1件[1]，HADS を使用したものが1件[2]であった。2件の論文をメタアナリシスした結果，CST を受けた看護師が接した患者は，有意に精神的苦痛の改善が示された。

　このことから，看護師が CST を受けることは，患者の精神的苦痛の改善に有効と考えられる。

②患者の QOL〔エビデンスの確実性（強さ）：弱い〕

　CST を受けた看護師の関わりによる，患者の QOL の改善を評価した論文は，Short Form-8 Health Survey（SF-8）を使用した1件[3]が認められたが，SF-8 による QOL は「身体的側面」「精神的側面」に分けて評価されており，包括的 QOL を評価した研究はなかった。なお，当該研究では，QOL の「精神的側面」について有意な改善が示され，「身体的側面」について有意な改善はみられなかった。

Ⅲ章

臨床疑問

③看護師のコミュニケーションに対する患者の満足度〔エビデンスの確実性（強さ）：中程度〕

　CST を受けた看護師の関わりによる，看護師のコミュニケーションに対する患者の満足度を評価した論文は 4 件であった。満足度の尺度として，The Satisfaction with the Interview Assessment Questionnaires（SIAQ）[4]や Visual Anglogue Scale（VAS）[3]，EORTC Outpatient Satisfaction with Care Questionnaire in Ambulatory Radiotherapy[5]，The Patient Satisfaction with Communication Questionnaire[1]の得点がそれぞれ使用されていた。3 件の論文をメタアナリシス（1 件は情報不足のため除外）した結果，CST を受けた看護師が接した患者は，看護師とのコミュニケーションへの満足度が有意に高かった。ただし，1 件の論文で選択バイアスが疑われたため，エビデンスの確実性（強さ）は中程度とした。

2）看護師アウトカム
①看護師の共感的行動〔エビデンスの確実性（強さ）：中程度〕

　看護師の共感的行動が CST 受講によって変化するかを評価した論文は 5 件であった。録音・録画した看護師の発話の内容，頻度や全体に占める割合を評価していた。そのうち 2 件[5,6]は CST を受けた看護師で有意に共感的行動が増加していた。ただし，うち 1 件[5]は看護師，医師，放射線物理士，セクレタリーなどの多職種をまとめて解析しており，看護師単独での効果は不明であった。また，もう一方の論文[6]では，模擬患者を対象とした場合のみ，共感的行動が有意に増加していた。その他の 3 件[4,7,8]では共感的行動の変化に有意差はみられなかった。

　このことから，CST を受けることが看護師の共感的行動に影響するとはいえない。

②看護師の質問行動（オープンクエスチョン）〔エビデンスの確実性（強さ）：非常に弱い〕

　看護師の質問行動が CST 受講によって変化するかを評価した論文は 3 件[4,5,8]であった。録音・録画した看護師の発話の内容，頻度や全体に占める割合を評価していた。模擬患者を対象とした 2 件[4,8]のうち，1 件[4]は CST を受けた看護師で質問行動が有意に増加していた。もう一方[8]では，対照群で質問行動の有意な増加がみられていた。さらに，実際の患者を対象とした 1 件[4]では有意差がみられなかった。また，その他の 1 件[5]は，看護師，医師，放射線物理士，セクレタリーなどの多職種をまとめて解析しており，看護師単独での効果は不明であった。

　このことから，CST を受けることが看護師の質問行動に対する効果があるとはいえない。

③看護師のストレス〔エビデンスの確実性（強さ）：中程度〕

　看護師側に生じるストレスが CST の受講によって軽減するかについて評価した論文は，Nursing Stress Scale（NSS）をアウトカムとした 1 件[4]のみであった。CST を受けた看護師では有意にストレスが改善していた。

　このことから，看護師が CST を受けることは，看護師のストレス軽減に有効である

ことが示唆された。

④患者の精神的苦痛に気づく能力〔エビデンスの確実性（強さ）：中程度〕

　患者の精神的苦痛に気づく能力が CST の受講によって看護師側で変化するかについて評価した論文は 1 件[9]であった。CST を受けた看護師は患者の精神的苦痛に気づいてはいたものの，対照群との間に有意差はみられず，介入の効果があるとはいえない。

[解　説]

　難治がんの診断や再発，抗がん治療の中止などの悪い知らせは医師から患者に伝えられる。看護師は，悪い知らせを伝えられた後の患者と話しながら，患者の気持ちを聴いたり，病状理解や疑問点・心配事を確認したりすることが多い。患者が無理せず自身の気持ちや感情を口にするためには，看護師の高いコミュニケーション技術が求められる。

　がんに関連する重要な話し合いの CST を受けた看護師と面談をした患者は，CST を受けていない看護師と面談した患者に比べて，精神的苦痛が有意に軽減し，看護師のコミュニケーションに関する患者の満足度が向上することが示された。一方，CST 受講による看護師の行動変容への明らかな効果は示されなかった。これまでの研究で評価できていない行動の変化により，患者アウトカムが変化した可能性がある。

1）益と害のバランス

益：看護師ががんに関連する重要な話し合いの CST を受けることは，患者の精神的苦痛を軽減させ（強い），看護師のコミュニケーションに関する患者の満足度を向上させた（中程度）。包括的 QOL への効果は評価されていなかった。CST 受講による看護師への教育効果として，共感的行動の増加（中程度），質問行動の増加（非常に弱い），患者の精神的苦痛に気づく看護師の能力（中程度）への効果は示されなかった。また，看護師のストレスが軽減することが示された（中程度）。

害：看護師ががんに関連する重要な話し合いの CST を受けることは，患者の精神的苦痛を増悪させず，むしろ軽減させることが示された（強い）。

2）患者の価値観・希望

　国内の調査で，患者が医療への不満を感じる理由として「医師の説明」「医師や看護師の態度や言葉づかい」が挙げられており，患者が医療者とのコミュニケーションに不満を感じていることが明らかとなっている[a]。看護師のコミュニケーション技術の向上を望む患者は多く，患者の価値観・希望に一致すると考えられる。

3）コスト・臨床適応性

　コストとしては，CST を主催する労力，費用，および看護師が CST を受ける時間が必要である。CST は 12〜105 時間と研究により幅があるが，多忙な臨床業務のなかで，

看護師が受講の時間を捻出することには，一定の負担があると考えられる。

　国内で受講が可能な研修会として，国立がん研究センターが開催する "公開がん看護研修「コミュニケーションスキル」研修" がある。看護師のコミュニケーション技術研修およびファシリテーターの養成が行われており，年間30〜40名が受講可能であるが医師に対するコミュニケーション技術研修の機会に比べると，受講機会がやや少ないのが現状である。

　最重要アウトカムである精神的苦痛と患者の QOL が，弱い〜強いエビデンスで示され，益が害を上回り，患者の価値観・希望に沿っているが，一定のコスト・臨床適応性の問題が存在している。ガイドライン作成グループは，本臨床疑問のエビデンスの確実性（強さ）を B（中程度）とし，看護師ががんに関連する重要な話し合いの CST を受けることを提案する（弱く推奨する）こととした。

▶ アウトカムモデル

直接コミュニケーションに影響を受けるアウトカム	医療行為を介在して影響を受けるアウトカム（代理・中間）	社会的アウトカム
コミュニケーションに関する患者の満足度：向上 患者の精神的苦痛：軽減		
	医療行為を介在して影響を受けるアウトカム	
	患者の QOL：評価なし	

※アウトカムの一部は CST を受講した看護師の行動変容評価である。
看護師の共感的行動：差なし
看護師の質問行動（オープンクエスチョン）：差なし
看護師のストレス：軽減に有効
患者の精神的苦痛に気づく能力：差なし

（白井由紀，石田真弓）

┃┃文　献

1) Wilkinson S, Perry R, Blanchard K, et al. Effectiveness of a three-day communication skills course in changing nurses' communication skills with cancer/palliative care patients: a randomised controlled trial. Palliat Med 2008; 22: 365-75
2) Fukui S, Ogawa K, Ohtsuka M, et al. A randomized study assessing the efficacy of communication skill training on patients' psychologic distress and coping: nurses' communication with patients just after being diagnosed with cancer. Cancer 2008; 113: 1462-70
3) Fukui S, Ogawa K, Yamagishi A. Effectiveness of communication skills training of nurses on the quality of life and satisfaction with healthcare professionals among newly diagnosed cancer patients: a preliminary study. Psychooncology 2011; 20: 1285-91
4) Delvaux N, Razavi D, Marchal S, et al. Effects of a 105 hours psychological training program on attitudes, communication skills and occupational stress in oncology: a randomised study. Br J Cancer 2004; 90: 106-14
5) Merckaert I, Delevallez F, Gibon AS, et al. Transfer of communication skills to the workplace: impact of a 38-hour communication skills training program designed for radiotherapy teams. J Clin Oncol 2015; 33: 901-9
6) Razavi D, Delvaux N, Marchal S, et al. Does training increase the use of more emotionally laden words by nurses when talking with cancer patients? A randomised study. Br J Cancer 2002; 87: 1-7

7）van Weert JC, Jansen J, Spreeuwenberg PM, et al. Effects of communication skills training and a Question Prompt Sheet to improve communication with older cancer patients: a randomized controlled trial. Crit Rev Oncol Hematol 2011; 80: 145-59

8）Kruijver IP, Kerkstra A, Kerssens JJ, et al. Communication between nurses and simulated patients with cancer: evaluation of a communication training programme. Eur J Oncol Nurs 2001; 5: 140-50; discussion 151-3

9）Fukui S, Ogawa K, Ohtsuka M, et al. Effect of communication skills training on nurses' detection of patients' distress and related factors after cancer diagnosis: a randomized study. Psychooncology 2009; 18: 1156-64

▌▎参考文献

a）日本医師会総合政策研究機構：第 5 回 日本の医療に関する意識調査. 2014

Ⅲ章

臨床疑問

表 4　臨床疑問 4：採用文献の概要

著者（年）	研究デザイン	対象	介入法	対照	アウトカム	結果	備考
Delvaux, et al. (2004)	ランダム化比較試験	がん医療に携わる看護師 介入群 57 名 対照群 58 名	CST 105 時間 がん医療における基本のコミュニケーション〜がん治療に関連する心理や社会的側面、不確実性や苦痛への対処、診断や予後への精神病理的反応、死や安楽死などのトピックを話し合うことなどのトピック	Wait list	[コミュニケーションに対する患者の満足度] 本研究オリジナル尺度 The Satisfaction with the Interview Assessment Questionnaires (SIAQ) で測定。総体満足度は、介入群 3.67→3.59→3.75、対照群 3.63→3.70→3.62、有意差なし。 （心配事の明確化への満足度、情報提供とサポートへの満足度は有意差あり） [看護師の共感的行動] 録音を分析 [対 患者] 発話内容を 100%として、共感・承認の発話の%を測定。介入群 37.05%→39.18%→39.30%、対照群 36.96%→37.66%→40.31%、有意差なし [対 模擬患者] 介入群 18.10%→21.75%→21.32%、対照群 19.41→18.59→16.05、有意差なし [看護師の質問行動] 録音を分析 [対 患者] 発話形式を 100%として、オープンクエスチョンの%を測定。 介入群 5.12%→5.53%→5.55%、対照群 6.82%→5.73%→4.71%、有意差なし [対 模擬患者] 介入群 6.73%→13.86%→11.28%、対照群 7.65%→7.30%→8.65%、有意差あり（F 値 11.79；P≤0.001）	面談（看護師のコミュニケーション技術）への患者満足度は有意差なし。 （ただし、心配事の明確化への満足度、情報提供とサポートへの満足度は有意差あり） 看護師の共感的行動は有意差なし。 オープンクエスチョンは対模擬患者の時に介入群で有意に増加。対患者では有意差なし。	介入群：ベースライン、CST 直後、3 カ月後、 対照群：ベースライン、3 カ月後、6 カ月後に調査 P 値は≦の表示のみ 総体満足度は 1 項目で尋ねている（満足度項目の総点ではない）。有意差なし 心配事の明確化への満足度は介入群 2.95→3.06→3.24、対照群 3.21→2.96→2.80、有意差あり（F 値 3.92；P≤0.050）。 情報提供とサポートへの満足度は 介入群 2.64→2.75→2.86、対照群 2.98→2.68→2.55、有意差あり（F 値 4.82；P≤0.010）。
Fukui, et al. (2011)	ランダム化比較試験	看護師 介入群 4 名（患者 42 名） 対照群 4 名（患者 47 名）	CST 12 時間 SPIKES に基づく研修会 [6 時間×2 回（初回と 3 カ月後）]	Wait list	[患者の QOL] Short Form-8 Health Survey (SF-8) で測定。 [身体的側面] 介入群 51.9→52.9→49.3、対照群 50.6→51.1→48.0、有意差なし（F 値 0.41；P=0.67） [精神的側面] 介入群 43.7→46.1→48.2、対照群 41.9→43.2→48.6、有意差あり（F 値 3.48；P=0.03） [コミュニケーションに対する患者の満足度] 看護師のコミュニケーションに対する患者の満足度を Visual Analog Scale (VAS) で測定。 介入群 85.4→90.0→87.3、対照群 88.1→89.3→79.7、有意差あり（F 値 3.18；P=0.04）	患者の QOL（精神的側面）が有意に向上。 看護師のサポートに対する患者の満足度は介入群で有意に良好。	患者アウトカムは診断後 1 週間、診断後 3 カ月に測定。診断後の介入は患者リクルート前に終了している。 （看護師への介入は測定、看護師への介入は患者リクルート前に終了している。）

（つづく）

表4 臨床疑問4：採用文献の概要（つづき）

著者（年）	研究デザイン	対象	介入法	対照	アウトカム	結果	備考
Merckaert, et al. (2015)	ランダム化比較試験	放射線チーム 96名（そのうち看護師 49名, 51.0%）介入群 65名（そのうち, 看護師 30名）対照群 31名（そのうち, 看護師 19名）	CST 38時間 放射線治療の際に生じる患者とのコミュニケーション問題 やチーム内でのコミュニケーションに関するトピック	Wait list	[コミュニケーションに対する患者の満足度] EORTC Cancer Outpatient Satisfaction With Care Questionnaire in Ambulatory Radiotherapy で測定。介入群 80.4→86.5, 対照群 86.5→82.1, 有意差あり（P=0.028） [看護師の共感的行動] 録音を分析 発話の種類と内容を測定。Acknowledgment, Empathy, Reassurance の合計が, 介入群 71.4→73.3, 対照群 148.6→100.1, 有意差あり（relative rate 1.13 : P=0.050） [看護師の質問行動] 録音を分析 発話の種類と内容を測定。オープンクエスチョンと Open directive questions の合計が, 介入群 1.8→3.0, 対照群 4.5→2.8, 有意差あり（relative rate 1.99 : P=0.003）	看護師（のテクニカル＆コミュニケーション技術）に対する患者の満足度は良好。※看護師の共感的行動は team 単位だが, コミュニケーション種別の回答。共感的行動は介入群で有意に増加。オープンクエスチョンは介入群で有意に増加。	介入群：ベースライン, CST後 対照群：ベースライン, 4カ月後 に調査
Wilkinson, et al. (2008)	ランダム化比較試験	がん・緩和ケアに1年以上携わる看護師 介入群 85名（解析 84名）対照群 87名（解析 86名）	CST 3日間（時間記載なし） 難しいコミュニケーション場面に関するトピック	Wait list	[患者の精神的苦痛] GHQ-12（36点満点）で測定。介入群 17.4（標準偏差 8.0）, 対照群 20.2（7.6）, 有意差あり（P=0.04） [コミュニケーションに対する患者の満足度] The Patient Satisfaction with Communication Questionnaire で測定。介入群 67（range 36-72）, 対照群 64（27-72）, 有意差あり（P=0.02）	患者の精神的苦痛（GHQ-12）は介入群で有意に軽減。看護師のコミュニケーションに対する患者の満足度は介入群で有意に良好。	介入群：ベースライン, CST後 12週以内 対照群：ベースライン, 16週以内 患者アウトカムは介入後のみの評価
Fukui, et al. (2008)	ランダム化比較試験	看護師 介入群 4名（患者 42名）対照群 4名（患者 47名）	CST 12時間 SPIKES に基づく研修会（6時間×2回（初回と3カ月後））	Wait list	[患者の精神的苦痛] Hospital Anxiety and Depression Scale（HADS）で測定。患者の精神的苦痛（Total distress）は, 介入群 11.3→9.6→6.9, 対照群 10.6→11.3→9.5, 有意差あり（F値 3.51 : P=0.02）	患者の精神的苦痛（HADS）は介入群で有意に軽減。	患者アウトカムは診断後1週間, 診断後1カ月, 診断後3カ月に測定（看護師への介入は患者リクルート前に終了している）。
Razavi, et al. (2002)	ランダム化比較試験	がん医療に携わる看護師 57名 介入群 57名 対照群 58名	CST 105時間 （プログラム中に Breaking Bad News や治療選択・意思決定というワードはなし。近いこととしては, ethical issues related to informed consent くらいか）	Wait list	[看護師の共感的行動] 録画を分析 発話回数を測定。対象を 100%として, 共感の発話の%を測定。[対照患者] 介入群 4.3→7.0→5.9, 対照群 4.5→4.3→4.7, 有意傾向あり（F値 2.93 : P=0.056）。[模擬患者] 介入群 9.1→12.8→11.9, 対照群 10.7→9.1→10.4, 有意差あり（F値 8.82 : P=0.000）。	看護師の共感的行動 行動を分析 対象には模擬患者と対象実際の患者。対象では有意傾向あり。	介入群：CST1週前, CST直後, CST3カ月後 対照群：初回, 3カ月後, 6カ月後 [看護師の empathy] 面談中の Emotional words をカウントし, 結論として[CSTにより empathy が improve するかもしれない]とまとめているので, emotional words＝empathy とみなす。

（つづく）

III 章

臨床疑問

表4 臨床疑問4：採用文献の概要（つづき）

著者（年）	研究デザイン	対象	介入法	対照	アウトカム	結果	備考
van Weert, et al.(2011)	ランダム化比較試験	がん医療に携わる看護師（Certified to provide oncology care）看護師77名（介入群43, 対照群34）※pre だけ, post だけの人あり。Pre 115（介入群64, 対照群51）Post 95（介入群55, 対照群40）	初めて（または5年以上ぶりに）化学療法を受ける高齢がん患者とのコミュニケーションを扱うCST+QPSのパッケージ 1. 面談場面のビデオを視聴→reflection task を実施したうえで1時間のフィードバック 2. CST 1日 3. follow up meeting 半日 4. QPS含むブックレット（患者pre pre 64, post 55）	Wait list	[看護師の共感的行動] 録画を分析 the QUOTE^chemoに沿った発話分析（スコアリング）を実施。Affective communication 介入群 3.08→3.43, 対照群 3.05→3.10, 有意差なし。	看護師の共感的行動は有意差なし。	pre だけ, post だけ参加の看護師もおり, multilevel analysis をしている（pre のみ post のみのデータも含めた解析）。コミュニケーション技術（7カテゴリ, 67要素についてビデオ評定）Affective communication 群内比較では入群差あり。
Fukui, et al.(2009)	ランダム化比較試験	がん医療に携わる看護師 介入群4名（患者42名）対照群4名（患者47名）	CST 12時間 SPIKESに基づく研修会 [6時間×2回（初回と3カ月後）]	Wait list	[看護師のdetect能力（患者の精神的苦痛力）] 患者の精神的苦痛を HADS で測定。精神的苦痛を Visual Analog Scale (VAS) で回答を求め、患者と看護師の回答の相関を評価。介入群では3時点で患者のHADSと看護師のVAS評価が高く相関していた（介入群T1：0.57, T2：0.46, T3：0.62, 対照群T1：0.12, T2：0.05, T3：0.20）。ただし、看護師のdetect能力（患者と看護師のスコア差を比較）は、介入群 14.9→15.7→19.8, 対照群 14.8→13.0→17.5, 有意差なし。	介入群の看護師は患者の精神的苦痛によく気づいていた。ただし、群間差はなし。	患者アウトカムは診断後1週間、診断後3カ月に測定（看護師の介入は患者リクルート前に終了している）。
Kruijver, et al.(2001)	ランダム化比較試験	がん医療に携わる看護師 介入群25名 対照群21名	CST 18時間（3時間×6）がん告知後間もない患者の感情について話し合い、問題を扱うスキルを学ぶ	Wait list	[看護師の共感的行動] 録画をRIAS分析。質問行動全体を100%として、共感行動の増分を測定。介入群0.4%（1.7→2.1）, 対照群-0.7%（2.2→1.5）, 有意差なし。 [看護師の質問行動] 録画をRIAS分析。質問行動全体を100%として、オープンクエスチョンの増分を測定。介入群4.1%（22.9→27）(P<0.05）, 対照群4.6%（13.7→18.3）, 有意差あり（P<0.05）心理社会面を尋ねるオープンクエスチョン介入群0.9%（2.1→3.0）, 対照群0%（1.3→1.3）, 有意差あり（P<0.01）	共感行動に有意差なし。オープンクエスチョンに有意。介入群 心理社会面を尋ねるオープンクエスチョンは介入群で増える。	オープンクエスチョン有意差あり（おそらく対照群の方が低いほど上がりやすいため、そこで調整が必要だがされていないので解釈には注意が必要。P値は<>の表示のみ。

CST：communication skills training, GHQ-12：General Health Questionnaire-12, VAS：Visual Analog Scale, HADS：Hospital Anxiety and Depression Scale, QPS：question prompt sheet, RIAS：Roter Interaction Analysis System

がん医療におけるコミュニケーション技術（SHARE）の実践

　インフォームド・コンセントを前提としたがん医療において，患者が医師から「悪い知らせ」を伝えられることは少なくない。悪い知らせは患者の将来への見通しを根底から覆してしまうものであり，難治がんの診断告知や再発・転移，抗がん剤治療中止などがその例として挙げられる。悪い知らせを伝える際の医師のコミュニケーションは，患者の心理的ストレスや心理的適応感，不安と関連する一方で，医師は悪い知らせを伝える場におけるコミュニケーションを難しいと感じ，そして重荷にも感じている。がん医療は，医療者と患者および家族が参画したチーム医療が重要であることは周知の事実であるが，そこには患者-医療者間の十分で好ましいコミュニケーションが求められる。

　良好なコミュニケーションは，患者-医療者間の信頼関係に不可欠のみならず，患者の治療アドヒアランスを高める。悪い知らせを伝える際のコミュニケーションは困難なコミュニケーションであり，このようなコミュニケーション技術の学習は，通常の診療における患者-医療者間の基本的コミュニケーション技術を習得していることが重要である。わが国におけるがん患者を対象とした調査からは，医師が難治がんの診断や再発を伝える際に「悪い知らせ」の伝え方として，以下の 4 領域から構成されるSHARE モデル（図 1）に準じた対応をとることが望ましいことが示されている：支持的な環境の設定（Supportive environment），悪い知らせの伝え方（How to deliver the bad news），付加的な情報（Additional information），安心感と情緒的サポート（Reassurance and Emotional support）[1]。

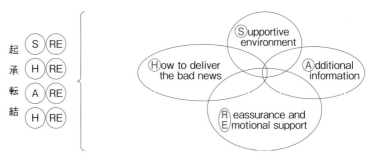

図 1　SHARE モデル

〔日本サイコオンコロジー学会 編. コミュニケーション技術研修会テキスト SHARE3.3 版. 2018 より引用〕

1　SHARE の紹介（表 5）

　患者が安心できる環境に配慮したうえで（準備〜Step 1：起）悪い知らせを伝え（Step 2：承），治療を含めた今後のことを話し合い（Step 3：転），面談を終了する（Step 4：結）。この過程を 4 つの構成要素（S, H, A, RE）を用いて実践することが重要である。

表5　SHARE プロトコール

準備：重要な面談であることを伝える		
プライバシーが保たれる場所（直接会って伝える），十分な時間を確保する（電話が鳴らないようにする）	大部屋のベッド・サイドやカーテンで仕切られているだけの外来はできるだけ避け，面談室を使う	S
	忙しい外来時間を避ける	
	予め電話を他の人に預ける	
	面談中に電話が鳴るようなときには面談の始めに患者にことわる	
	面談中に電話に出るときには，患者，家族に一言ことわる	
検査結果が出揃って，最終的な判断が出るのが次回の面談であることを患者に伝える	「7日後に検査結果が出揃い，当院の呼吸器グループでミーティングした結果をお話することができますので，次の面談は7日後の○月○日ではいかがでしょうか」	S
次回の面談は重要なので，家族など他の人が同席できることを伝える	「次回は検査結果をお伝えする重要な面談ですので，ご家族の方などどなたかご一緒にいらっしゃっていただくこともできます」	H
	「お一人でも結構ですが，心細いようであればご家族に同席していただいてもかまいませんよ」	

基本：面談中常に気をつけること		
礼儀正しく患者に接する	初対面の時には自己紹介する	S
	面談室に患者が入ってきたら挨拶をする	
患者の目や顔を見て接する		S
患者に質問を促し，その質問に十分答える	「ご質問はありますか？」	H
患者の質問にいらいらした様子で対応しない	患者の言葉を途中で遮ること	S
	貧乏ゆすり	
	ペンを回す	
	マウスをいじる	

STEP 1：面談を開始する（患者が面談室に入ってから悪い知らせを伝えるまで）		起
大事な話の前には患者は緊張しているので，患者の気持ちをやわらげる言葉をかける	身近なことや時節の挨拶，患者の個人的な関心事などについて一言触れる	RE
	表情（微笑む）などのノンバーバル・コミュニケーション	
	「最近寒いですが風邪は引いていませんか？」	
	「暑い日が続いていますが，夜は眠れていますか？」	
	「ずいぶん長くお待たせしましたね」	
気がかりや懸念を聞く	「気がかりなことは何かありますか？　それはどのようなことですか？」	RE
	「今一番のご心配は何ですか？」	
病状，これまでの経過，面接の目的について振り返り，患者の病気に対する認識を確認する	「前の病院の先生からはどのような説明をうけましたか？」	H
	「病気についてどのようにお考えですか？」	
	「前回お会いしたときの説明をどのようにご理解していらっしゃいますか？」	
	「初診のときの話について，その後どのように感じましたか？」	
	「前回お話したことについて，おうちに帰ってからどんな風に感じましたか？」	
	「家に戻られてからご家族にはどのようにお話しましたか？」	
	「治療効果について，ご自分ではどのように感じていますか？」	
他の医療者（例えば，他の医師や看護師）を同席させる場合は，患者の了承を得る	「看護師の○○を同席させてもよろしいでしょうか？　面談後にわからないことなどありましたら，なんでも結構ですので，わたしか○○にお話ください」	S
家族に対しても患者と同じように配慮する	視線を向ける	RE
	家族の発言に十分対応できないときには，後で十分答える準備があることを伝える	
	患者に家族に対して配慮していることを認識してもらうことが重要である	

※ここに記された文例はあくまで一例であり，すべての状況に即したものではないことをご留意ください。前後の文脈によっては状況にそぐわないこともあります。

（つづく）

STEP 2：悪い知らせを伝える		承
悪い知らせを伝える前に，患者が心の準備をできるような言葉をかける	「大切なお話です」	RE
	「お時間は十分ありますか」	
	「気になっている結果をお話します」	
	「一番ご心配されていたことをこれからお話します」	
悪い知らせをわかりやすく明確に伝える	「がん」，「再発」など一度は明確な言葉を用いる	H
患者が感情を表に出しても受け止める	沈黙の時間をとる，患者の言葉を待つ	RE
	気持ちを聞く	
	オープン・クエスチョン「今，どのようなお気持ちですか？」など	
悪い知らせによって生じた気持ちをいたわる言葉をかける	「つらいでしょうね」	RE
	「混乱されたでしょうか」	
	「驚かれたことでしょう」，「大丈夫ですか？」	
実際の写真や検査データを用いる		H
患者に理解度を確認しながら伝える	「ご理解いただけましたか？」	H
	後から質問ができることや看護師にも質問できることを伝える。「わからないことがありましたら後からでも結構ですからご質問ください。看護師に聞いていただいてもかまいません」	
今の話の進み具合でよいか尋ねる	「話の進みは速くないですか？」	H
	「速いと感じたらいつでもおっしゃってください」	
病状（例えば，進行度，症状，症状の原因，転移の場所など）について伝える		H
質問や相談があるかどうか尋ねる	「何かご質問はありますか？」	RE
	「気になることはありませんか？」	
	オープン・クエスチョン「今，どのようなお気持ちですか？」	
専門用語を用いた際には患者が理解しているか尋ねる		H
紙に書いて説明する		H

STEP 3：治療を含め今後のことについて話し合う		転
患者の今後の標準的な治療方針，選択肢，治療の危険性や有効性を説明した上で，推奨する治療法を伝える		A
がんの治る見込みを伝える	「治癒は非常に難しい状況で，今の生活をいかに保つかが今後の目標です」	A
患者が他のがん専門医にも相談できること（セカンド・オピニオン）について説明をする		A
誰が治療選択に関わることを望むか尋ねる		A
患者が希望を持てるように，「できないこと」だけでなく「できること」を伝える	「がんをやっつける治療よりも，痛みをとる治療に重点をおきましょう」	RE
	抗がん治療以外にも可能な医療行為があることを伝える	
患者が希望を持てる情報も伝える	「痛みが取れます」	RE
	「治療効果が期待できます」	
	「新薬が来年承認される予定です」	
患者のこれからの日常生活や仕事についても話し合う	「例えば，日常生活やお仕事のことなど，病気以外のことも含めて気がかりはありますか？」	A
患者が利用できるサービスやサポート（例えば，医療相談，高額療養費制度，訪問看護，ソーシャル・ワーカー，カウンセラー）に関する情報を提供する		A

STEP 4：面談をまとめる		結
要点をまとめて伝える（リクィリー＝也行ン）		H
説明に用いた紙を患者に渡す		H
今後も責任を持って診療にあたること，見捨てないことを伝える	「私たち診療チームはあなたが良くなるように努力し続けます」	RE
	「今後も責任を持って診療にあたります」	
	「ご希望があれば転院先を紹介します」	
患者の気持ちを支える言葉をかける	「大丈夫ですよ」	RE
	「一緒にやっていきましょうね」	

〔日本サイコオンコロジー学会 編. コミュニケーション技術研修会テキスト SHARE3.3 版. 2018 より引用〕

Ⅲ章

臨床疑問

　わが国では国立がん研究センター精神腫瘍学グループが行った「がん医療における患者-医師間のコミュニケーションに関する研究」が「第3次対がん総合戦略事業」のなかの「QOL向上のための各種患者支援プログラムの開発研究」の一環として行われ，その研究成果から医師に対するコミュニケーション技術研修（SHARE-CST）プログラムが開発された。

　SHARE-CST は，がん診療経験3年以上の医師を対象に，2日間の講義とロールプレイにより悪い知らせを伝える際の知識と技術習得を目的としたものである。がん診断，再発，抗がん治療中止を患者に伝える場面が複数のがん種で用意されており，自らの日常臨床をシミュレートすることもできるし，あえて別のがん種における診療場面を体験することも可能である。患者役を演じるのは模擬患者（simulated patient）であるが，その存在感は実際の診療場面を彷彿とさせるものである。

2　SHARE の実践で得たもの

　SHARE-CST プログラムは実際のがん患者の意向が反映された内容であり，特にロールプレイは模擬患者の迫真の演技により，がん治療医のコミュニケーション技術を飛躍的に向上させる。そのことを SHARE-CST を修了した私は実感した。がん治療医が働く場はがん拠点病院，大学病院，一般総合病院，クリニックなどさまざまであり，必ずしも悪い知らせを伝える環境が適切に整っているわけではないだろう。また診察室や面談室の確保，忙殺される外来診療でいつ十分に面談を行えるのかなど，多くの制約があるかもしれない。そのようななかでも，SHARE に基づくコミュニケーションはがん診療医におけるコンピテンシーといえるだろう。

　私自身は大学病院に勤める身であるが，日常的に悪い知らせを患者，家族に伝える状況にある。目の前にいる患者が歩んできた人生の一時点に関われる幸せを感じる一方で，難治がんの告知，再発そして抗がん治療の中止を伝えることに使命感とともに苦悩が交錯する。ただし，SHARE に基づいたコミュニケーションを実践することで，確認すべきことと伝えるべきこととがはっきりと意識できるようになる。確認すべきこととは，患者の病状理解と気がかりである。SHARE では悪い知らせを伝える際にまず確認することを促している。がんが疑われる段階で複数の検査を受けた患者，がんと診断され治療を続けてきた患者の気持ちを確認するための一言を，がん治療医から切り出すことは医師-患者関係において極めて大きな意味をもつ。何でも医師に伝えられる患者もいるが，悪い知らせを受けるかもしれない状況において，どれだけ多くの患者が自らの気持ちを自ら伝えられるだろうか。さらに，患者背景はそれぞれに異なり，抱える気がかりもまたさまざまである。共感をもって気がかりを理解することに努めることは今後の医師-患者関係をさらに強固にしうる。そのうえで，伝えるべきこと，すなわち悪い知らせを患者が少しでも理解できるように明確に伝えることになる。私がこの時点で強く実感していることは，SHARE の RE（Reassurance and Emotional support：安心感と情緒的サポート）である。悪い知らせを伝えたことで患者は流涙，嗚咽，怒り，無言でうつむくなどの心理変化をきたしうる。時には同席している家族

もまた同様の変化を起こしうる。医師はその後も今後の治療や療養に関する情報を伝えることになるのだが，患者の状態に合わせて「間」を取りながら，そして患者のペース（理解度のみならず，悪い知らせを伝える場で感じる雰囲気）を感じながら対応すべきである。時にその「間」が長く感じることもあるかもしれないが，決して医師の判断で一方的に話すことはしてはならず，「このまま話を進めてもよろしいでしょうか？」「時間をおいてからでも大丈夫ですよ」などの一言をかけ，患者の状況を確認することが大切である。このように医師は患者に重要な情報を伝えるだけでなく，患者のさまざまな心理状態に配慮した対応が求められる。そしてがん治療医にこの一声をかけやすくしてくれるのが，RE の存在といってもよいだろう。

　SHARE-CST に学んだがん治療医として感じることは，SHARE に基づいて悪い知らせを伝えることは，基本的なコミュニケーション能力もまた飛躍的に向上させてくれるという点だ。SHARE は基本的なコミュニケーションを前提として，悪い知らせを伝えるコミュニケーション技術を習得する構成になっている。しかし不思議なもので，がん患者以外の患者，家族さらには他職種とも良好なコミュニケーションが得られるようになっているようにも感じる。

　がん治療医は日々患者に悪い知らせを伝える立場におり，その使命感，責任感は計り知れない。SHARE を用いたコミュニケーション技術研修（SHARE-CST）は，多忙を極めるがん治療医にとって良好な医師–患者間コミュニケーションを構築あるいは強固にするうえでも，またとない機会になることは間違いないだろう。

（菅野康二）

▌▌文　献

1）日本サイコオンコロジー学会編．コミュニケーション技術研修会テキスト SHARE3.3 版．2018
　　http://www.share-cst.jp/02.html

臨床疑問5

根治不能*のがん患者に対して抗がん治療の話をするのに，「根治不能である」ことを患者が認識できるようはっきりと伝えることは推奨されるか？

▶ **推奨文**

根治不能*のがん患者に対して抗がん治療の話をするのに，「根治不能である」ことを患者が認識できるよう伝えるにあたって，はっきりと伝えることを提案する。その際に生じる患者の心理反応には，適切な心理ケアを行う。また，1回だけのコミュニケーションで終わらず，長期的な視点から，患者の価値観に沿ったQOLなどの健康関連アウトカムの改善を実現するための支援を行うことを提案する。

■推奨の強さ：2（弱い）
■エビデンスの確実性（強さ）：D（非常に弱い）　　　*「根治不能」については解説参照

〈本臨床疑問・推奨文が想定している状況〉

・患者が「わたしのがんは治るのでしょうか？」と，がんの根治性について質問してきた時や，医療者が「根治を目標としないがん治療の説明をする際の治療のゴールの説明を行う」時などの状況を想定して設定したものである。

・このような臨床疑問は単一の推奨をすべての患者に一律に適用できるものではないが，日常臨床において医師がしばしば遭遇し，また対処が難しいと感じる問題であることから，臨床疑問という形で扱うこととした。

・本推奨に沿って患者と話し合う場合には，患者自身の病状や体調に関する理解，精神状態，医療者との関係性などを考慮しながら，患者が「病ある生をいきる」なか，何を大切に考えているかなど，患者の価値観に沿って話を進めていくことが重要である。

・本臨床疑問では，そのようにして患者の意向を尊重したコミュニケーションを行うなかで，状況や文脈に応じて本推奨が活用されることを意図している。

[採用文献の概要]

　　本臨床疑問に対する直接的な回答を示唆した臨床研究は，これまでのところ報告されていない。

[解　説]

　　コミュニケーション技術の一部を取り上げた臨床疑問であり，これに直接答えるランダム化比較試験を実施することは現実的にほとんど不可能である。直接性の低いランダム化比較試験や心理実験，質の高い観察研究をこの臨床疑問に対する最良のエビデンスとして推奨を検討した。

　　「根治不能」のがん患者に対して抗がん治療の話をするのに，「根治不能である」ことを患者が認識できるようはっきりと伝えることの短期的，長期的効果，悪影響を直接評価した研究はなかった。

　また，「根治不能」には，「根治不能だが，一定の期間の生命予後が見込まれる状況（生命予後年単位）」の場合と，「臨床上がん標準治療をすべて行ったうえで，主治医（医療チーム）が根治不能と認識している状況（生命予後数カ月〜週単位）」の2つの状況が考えられる。これらの状況によってコミュニケーションスタイルが変わってくる可能性があるが，それぞれの状況による患者への影響を包括的に吟味し評価した研究はなく，推定される生命予後に応じて「根治不能である」ことを患者が認識できるようはっきりと伝えることの影響も不明である。

　参考にできる研究として，医師が「根治不能である」ことをはっきり伝えるかを評価したものではなく，患者が「根治不能である」ことを認識している患者と「根治不能である」ことを認識していない患者のアウトカムを比較評価した観察研究が5件ある。

　Lee ら[a]は，緩和的化学療法を開始した進行がん患者100名に対して，緩和的化学療法開始後4〜6週間後と2〜3カ月後に，HADS と the European Organization for Research and Treatment of Cancer Quality of Life Questionnaire（EORTC QLQ-C30）の回答を求めたところ，「根治不能である」ことを認識している患者では，「根治不能である」ことを認識していない患者と比べて，EORTC QLQ-C30 で測定した全体的な QOL に差がなかったものの，HADS で測定した不安の程度が有意に低かった（P = 0.041）ことを報告した。

　Baek ら[b]は，緩和的化学療法を開始した進行がん患者94名に対して，DCS の回答を求めたところ，「根治不能である」ことを認識している患者では，「根治不能である」ことを認識していない患者と比べて，DCS で測定した意思決定の満足度が高かった（P = 0.02）ことを報告した。

　Janssens ら[c]は，進行肺がん患者106名に対して，治療の目標について回答を求めたところ，「根治不能である」ことを認識している患者では，「根治不能である」ことを認識していない患者と比べて，QOL の改善をより重視した。

　さらに，Mack ら[d]は，Stage Ⅳ の肺がん，あるいは大腸がん患者722名に対して，抗がん治療に対する認識を尋ねたところ，255名（33%）が治癒すると全く思っていない（「根治不能である」ことを認識している患者）と回答し，その回答者は，その他の「根治不能である」ことを認識していない患者と比べて，より多くの患者が緩和ケア病棟を利用していた（P＜0.001）ことを報告した。

　一方，Weeks ら[e]は，Stage Ⅳ と診断され4カ月後の緩和的化学療法中の肺がん，あるいは大腸がん患者1,193名に対して，抗がん治療に対する認識を尋ねたところ，肺がん220名（31%），大腸がん92名（19%）が治癒すると全く思っていない（「根治不能である」ことを認識している患者）と回答し，その回答者は，その他の「根治不能である」ことを認識していない患者と比べて，医師とのコミュニケーションを好意的に感じていなかった（P = 0.002），つまり，「根治不能である」ことを認識していない患者の方が，医師とのコミュニケーションを好意的に感じていたことを報告した。

　これらの研究をまとめると，根治不能のがん患者が，「根治不能である」ことを認識していることは，QOL の改善をより重視し，より多くの患者が緩和ケア病棟を利用す

るといった QOL に影響しうる行動の違いがみられ，QOL の一部である不安の程度が低い一方で，医師とのコミュニケーションを好意的に感じないという結果であった。コミュニケーションそのものに苦痛を伴う一方で，数週から数カ月の長期的な期間でみると，医療選択の変化や納得してその選択を行うことにより最終的な QOL 向上につながる可能性が示唆される。これは，1 回だけのコミュニケーションだけでなく，長期的な視点から，患者の価値観に沿った QOL の改善を実現するための支援が必要であるということを意味する。

1) 益と害のバランス

益：患者の意思決定過程の認識；該当研究なし

患者の満足度；該当研究なし

医師への共感，信頼感，満足度；該当研究なし

患者の病状認識，理解度；該当研究なし

治療困難に関する患者の認識；該当研究なし

患者の自己効力感；該当研究なし

患者の QOL（FACT-G）（EORTC QLQ-C30）；該当研究なし

患者の QOL，quality of care（QOC），最後の療養場所；該当研究なし

害：患者の不安，抑うつ（HADS）；該当研究なし

2) 患者の価値観・希望

　国内のがん患者を対象とした意向調査によると，93.3％が「根治不能である」ことを聞きたいと回答している[g]。

　また，患者の知る権利，自己決定権，自律原則の尊重を根底にした倫理的側面から照らし合わせて，根治不能のがん患者に対して抗がん治療の話をするにあたり，「根治不能である」ことを患者が認識できるようはっきりと伝えることは妥当と思われる。

3) コスト・臨床適応性

　「根治不能である」と伝えられることは，患者の心理負担につながるため，多職種による長期的な支援体制を作ることが必要である。

　なお，がん治療方針を話し合う際の心理負担の支援体制を作るにあたり，患者の心理状態が十分に配慮された環境で，医師や看護師が病状や治療方針を患者と話し合うことで「がん患者指導管理料」が算定できる（診療報酬詳細は規定を参照のこと）。

　益と害を示す直接的なエビデンスはないものの，患者の意向，倫理的側面，十分に配慮しつつ患者に病状を伝え治療を話し合う診療体制が整いつつあることから，「根治不能である」ことを患者が認識できるようはっきりと伝えることを提案する。なお，伝え方の実際については，次項「"根治不能"であると伝える」を参照されたい。一方，すべての患者が伝えられることを希望しているわけではなく，関係性や心理状態に悪い影響を及ぼす可能性も否定できないため，適切な心理ケアを行いながら，長期

的な視点から患者の価値観に沿った QOL の改善を実現するための支援を併せて実施することを提案する。

※本臨床疑問に直接答える研究がないため，文献一覧表，アウトカム表はない。

（大谷弘行，井本　滋）

■■参考文献

a) Lee MK, Baek SK, Kim SY, et al. Awareness of incurable cancer status and health-related quality of life among advanced cancer patients: a prospective cohort study. Palliat Med 2013; 27: 144-54

b) Baek SK, Kim SY, Heo DS, et al. Effect of advanced cancer patients' awareness of disease status on treatment decisional conflicts and satisfaction during palliative chemotherapy: a Korean prospective cohort study. Support Care Cancer 2012; 20: 1309-16

c) Janssens A, Derijcke S, Lefebure A, et al. Addressing the palliative setting in advanced lung cancer should not remain a barrier: a multicenter study. Clin Lung Cancer 2017; 18: e283-e287

d) Mack JW, Walling A, Dy S, et al. Patient beliefs that chemotherapy may be curative and care received at the end of life among patients with metastatic lung and colorectal cancer. Cancer 2015; 121: 1891-7

e) Weeks JC, Catalano PJ, Cronin A, et al. Patients' expectations about effects of chemotherapy for advanced cancer. N Engl J Med 2012; 367: 1616-25

f) Umezawa S, Fujimori M, Matsushima E, et al. Preferences of advanced cancer patients for communication on anticancer treatment cessation and the transition to palliative care. Cancer 2015; 121: 4240-9

g) Fujimori M, Akechi T, Akizuki N, et al. Good communication with patients receiving bad news about cancer in Japan. Psychooncology 2005; 14: 1043-51

Ⅲ章

臨床疑問

"根治不能" であると伝える

　"根治不能"であると伝えることは，患者の意思決定に関連することが報告されている。臨床現場でその伝え方の困難さにしばしば遭遇するが，これは主に 2 つの要因が考えられる。すなわち，①日進月歩の医療環境の要因と，②患者を支える糧となる患者自身の多様な QOL の在り方である。①医療環境の要因には，最近進歩の目覚ましいがん薬物療法をはじめとする治療法の革新のため，腫瘍生物学的に根治は不能であっても，いわゆる寿命までがんを抱えながらも生きていけるのではないかと考えられる症例が出始めていることが挙げられる。このため，「初診時に進行・切除不能進行がんで，即，根治不能と伝える」状況と，「続けてきた標準治療がなくなった状況もしくはそれが予想される状況において根治不能と伝える」状況では，事実を伝える事象に加え，「時間軸の要素」が加味されることを伝え手側の医師も認識しなければならない。このため Cancer Journey とも例えられる道程の主人公である②患者自身の多様な QOL の在り方を考慮しなければならないのは明白である[1]。つまり，「根治不能である」ことを患者が認識できるようはっきりと伝えるにあたって，患者自身の病状認識や自身の体調の理解，精神状態，医療者との関係性に対して配慮していくことはもちろんのこと，患者が「病ある生をいきる」なか，今まで何を大切にして生きてきたかなど，患者の価値観に沿って話を進めていくことが重要だと考えられる[2,3]。すなわち，例えば，「病気を抱えるなか，今までもこれからもあなたの支えとなって，最も力づけてくれるものは何ですか？」「日常生活のなかで，欠かせないと思う活動は何ですか？」などの会話が，「患者を支える糧となる患者自身の多様な QOL の在り方」を知るきっかけとなり，この後に続く，「根治不能である」ことを患者が認識できるよう伝えるコミュニケーションを進める重要な第一歩となるであろう。

　本リサーチクエスチョンは，伝える目的として「『根治不能である』ことを患者が認識することで，これが最終的に患者の QOL 向上につながるかどうか」ということを命題としている。さまざまなコミュニケーションのスタンスがあると思われるが，最終的に患者の QOL 向上につながるかどうか，ということを絶えず念頭に置いてコミュニケーションをしていく必要がある。

[会話例①]

主治医（医療チーム）が「根治不能」と認識しているが，一定の期間ある程度予後が見込まれる状況（生命予後年単位）の場合

患　者：私のがんは治るのでしょうか？

腫瘍医：何か気がかりなことはありますか？

患　者：まだ子どもが高校生で，なんとか成長を見届けたいと思っているのです。

腫瘍医：そうなのですね。それはそうお考えになりますよね。

患　者：……

> 腫瘍医：ご自身ではどのようにお考えでしょうか？
>
> 患　者：病状の説明をいただいた時に，転移もあるとのことでしたが，最近は有効な薬も出てきているとのことですので，100％ではないでしょうが，何とか治すことができればと思っています。
>
> 腫瘍医：なるほど，（少し沈黙）少しがっかりなさるかもしれませんが，がんを消し去ることは非常に難しいです。けれども，最近の医療の進歩によって，もし検査であなたにあった治療法がみつかれば，治療を続けることによって年単位で治療を続けながら暮らしている方も増えてきています。

　例えば，初診時に患者が自分の病気のことすら明確に理解していない状況で，医師が患者に根治不能であることを強調しすぎると，患者に今後医師側が「治療をしていく気持ちがない」とも捉えられかねない。腫瘍生物学的な視点からと，がんと向き合う患者の視点との両者の視点から，事実を伝える事象に加え「時間軸の要素」を考慮しながら，根治不能であることをどのようにはっきり伝えていったらよいか考慮していく姿勢が重要かもしれない。

会話例②

臨床上がん標準治療をすべて行い，主治医（医療チーム）が「根治不能」と認識している状況（生命予後数カ月～週単位）の場合

> 患　者：いろいろながん治療をしてきました。これが最後の抗がん剤って言っていましたが……，肝臓に転移してしまって悔しいです。本当に効果のある抗がん剤はもうないのでしょうか？
>
> 腫瘍医：（ためらいながら）残念ながら，ご想像の通りです。
>
> 患　者：（涙を浮かべながら）……（うつむきながら沈黙）……

　コミュニケーションのスタイルは，医師個人によっても，また，がん種によっても変わってくる。例えば，「時間経過のなかで少しずつ小出しにはっきり伝える」「患者との関係性や心理状態を見極めながら臨機応変にはっきり伝える」「初診時にはっきり伝え，その後患者の反応に応じてフォローしていく」「結果的にはっきり伝えることにつながるように，同じことを繰り返し伝える」「患者の意向に沿って，家族に同席してもらいはっきり伝える」「エビデンスに基づいてはっきり伝える」「患者が言ったことや質問とリンクしてはっきり伝える」「患者個人の話ではなく，困難な問題を一般的な話としてすり替えてはっきり伝える」「言葉以外の手段で，意味するところをはっきり伝える（例えば，動揺しながら話す）」など，さまざまなコミュニケーションスタイルがある[4]。また，上述の会話例のように，医師がためらいながら非言語的な表現で伝えるというスタイルもあるであろう。この会話例の場合，伝えた後に患者が涙を浮かべはじめるなど，患者が「根治不能である」ことを明らかに認識し察していると思われる。医師の非言語的な表現であっても，結果的に，根治不能であることを「はっき

り」伝えたことになったのである。また，患者が「根治不能である」ことを明らかに認識し察しているなかで，医師がさらに突っ込んではっきりと「根治不能である」ことを言語的に（口頭で）告げるか告げないかによって，患者の最終的な QOL が向上するかどうかは今回の文献レビューでは明らかとなっていない。

　本リサーチクエスチョンは，伝える目的として「『根治不能である』ことを患者が認識することで，これが最終的に患者の QOL 向上につながるかどうかということ」を命題としている。はっきり伝える方法はさまざまであるため（それが非言語的な表現であることもある），最終的に患者の QOL 向上につながるかどうかを念頭に置きつつ，自分に合ったコミュニケーションのスタイルを選ぶとよいであろう。少なくともルーチン（型どおり）の業務として「根治不能である」ことを患者に明言するのではなく，絶えず「最終的に患者の QOL 向上につながるかどうか」ということを意識してコミュニケーションをとっていく必要がある。また，もし自分に合ったコミュニケーションのスタイルであったとしても，最終的に患者の QOL 向上につながっていないと思われるのであれば，別のコミュニケーションのスタイルを考慮しトライする必要があるであろう。

（大谷弘行）

■文　献

1) Langbaum T, Smith TJ. Time to study metastatic-cancer survivorship. N Engl J Med 2019; 380: 1300-2
2) Bernacki RE, Block SD; American College of Physicians High Value Care Task Force. Communication about serious illness care goals: a review and synthesis of best practices. JAMA Intern Med 2014; 174: 1994-2003
3) Lakin JR, Block SD, Billings JA, et al. Improving communication about serious illness in primary care: a review. JAMA Intern Med 2016; 176: 1380-7
4) Parry R, Land V, Seymour J. How to communicate with patients about future illness progression and end of life: a systematic review. BMJ Support Palliat Care 2014; 4: 331-41

臨床疑問6

抗がん治療を継続することが推奨できない患者に対して，今後抗がん治療を行わないことを伝える際に「もし，状況が変われば治療ができるかもしれない」と伝えることは推奨されるか？

▶推奨文

抗がん治療を継続することが推奨できない患者に対して，今後抗がん治療を行わないことを伝える際に，実際に状況が変われば治療ができる可能性が推定される場合には，「もし，状況が変われば治療ができるかもしれない」と伝えることを状況に応じて検討する余地がある。

■推奨の強さ：2（弱い）

■エビデンスの確実性（強さ）：D（非常に弱い）

〈本臨床疑問・推奨文が想定している状況〉

・医師が身体的な側面から患者に抗がん剤治療を中止したほうがよいと判断して患者に伝える際に，患者は抗がん剤治療継続への希望ももっているという状況を想定している。

・専門医として，治療の進歩や患者の体調の改善など，状況が変われば治療ができる可能性はゼロではないが，ほとんど期待できない場面を想定している。

・このような臨床疑問は単一の推奨をすべての患者に一律に適用できるものではないが，日常臨床において医師がしばしば遭遇し，また対処が難しいと感じる問題であることから，臨床疑問という形で扱うこととした。

・患者の実際の希望は「抗がん剤治療を継続すること」であるとは限らず，患者自身の病状や体調に関する理解，精神状態，医療者との関係性などを考慮しながら，患者が「病ある生をいきる」なか，何を大切に考えているかなど，患者の価値観に沿って話を進めていくことが重要である。

・本臨床疑問では，そのようにして患者の意向を尊重したコミュニケーションを行うなかで，状況や文脈に応じて本推奨が活用されることを意図している。

[採用文献の概要]

　本臨床疑問に対する直接的な回答を示唆した臨床研究は，これまでのところ報告されていない。コミュニケーション技術の一部を取り上げた臨床疑問であり，これに直接答えるランダム化比較試験を実施することは現実的にほとんど不可能である。直接性の低いランダム化比較試験や心理実験，質の高い観察研究をこの臨床疑問に対する最良のエビデンスとして推奨を検討した。

　患者の意向，患者の医師に対する共感性の評価，患者の医師への信頼感を評価した観察研究が2件ある。

1）患者の意向に沿った情報提供〔エビデンスの確実性（強さ）：弱い〕

　抗がん治療を継続することが推奨できない患者に対して，医師が今後抗がん治療を行わないことを伝える際に「もし，状況が変われば治療ができるかもしれない」と伝

えることに関する患者の意向について記載のある論文は2編[1,2]ある。

　Tancoら[1]は，ビデオを用いて，抗がん治療を継続することが推奨できない患者に対して，医師が今後抗がん治療を行わないことを伝える際に「もし，状況が変われば治療ができるかもしれない」と伝える場面と，伝えない場面を進行がん患者100名にランダムにビデオで提示し，患者の意向を検討した結果，前者のビデオへの評価が有意に高かった（P＜0.001）。

　Umezawaら[2]は，抗がん剤治療中止を伝えられた後のがん患者106名を対象に抗がん剤治療中止を伝えられる際の医師のコミュニケーションに対する意向を調査した結果，「またできる時期になったら，がんに対する治療を始められることを伝える」ことを望むと回答した患者（76.3%）は望まないと回答した患者（7%）よりも多かった。

2）医師の共感〔エビデンスの確実性（強さ）：弱い〕

　医師の共感について記載のある論文は1件[1]であった。前述のTancoらの研究で，抗がん治療を継続することが推奨できない患者に対して，医師が今後抗がん治療を行わないことを伝える際に「もし，状況が変われば治療ができるかもしれない」と伝えるビデオの群で有意に医師の共感性が高かった（P＜0.001）。

3）医師への信頼感〔エビデンスの確実性（強さ）：弱い〕

　医師への信頼感について記載のある論文は1件[1]であった。前述のTancoらの研究で，抗がん治療を継続することが推奨できない患者に対して，医師が今後抗がん治療を行わないことを伝える際に「もし，状況が変われば治療ができるかもしれない」と伝えるビデオの群で有意に医師への信頼感が高かった（P＜0.001）。

4）患者の精神的苦痛〔エビデンスの確実性（強さ）：評価した研究なし〕

　患者の精神的苦痛との関連について調べた該当論文はなかった。

5）患者の希望〔エビデンスの確実性（強さ）：評価した研究なし〕

　患者の希望に及ぼす影響について調べた該当論文はなかった。

6）患者のQOL〔エビデンスの確実性（強さ）：評価した研究なし〕

　患者のQOLとの関連について調べた該当論文はなかった。

7）医師のストレス〔エビデンスの確実性（強さ）：評価した研究なし〕

　医師のストレスとの関連について調べた該当論文はなかった。

[解　説]

　悪い知らせを伝える際に，患者が希望を併せもてる情報を伝えることは重要かということは臨床上重要な課題である。ここでは，医師が身体的な側面から患者に抗がん剤治療を中止したほうがよいと判断して患者に伝える際に，患者は抗がん剤治療継続

への希望ももっているという状況を臨床的によくある場面として設定した。なお，専門医として状況が変われば治療ができる可能性はゼロではないが，ほとんど期待できない場面を想定している。臨床疑問として，「抗がん治療を継続することが推奨できない患者に対して，今後抗がん治療を行わないことを伝える際に『もし，状況が変われば治療ができるかもしれない』と伝えることを推奨されるか？」を検討した。

　病気の全過程において，患者が希望をもつということは重要なことである[a]。希望と前向きな態度は，病気に対処する（コーピング）ために必要かつ重要なことであると指摘され[b]，希望をもつことと症状負担・精神的苦痛・抑うつの軽減との関連が示唆されている[a]。また，患者は医療者が対話のなかで希望を高めてくれることを望んでいるとの報告もある[c]。このように，患者の希望を支えることは診療において重要なことであり，悪い知らせを伝える際にも伝え方や内容などを検討する必要がある。

　今回の検討では，害に関するアウトカムを扱った研究は認められなかったが，終末期に関する話し合いが行われていない患者は，話し合いが行われていた患者よりもホスピスへの登録率が低く，ホスピス滞在期間が長いほど，患者の QOL が高いことが示唆されていることから[d]，終末期ケアの選択に影響する可能性を考慮に入れて話し合う必要があると考えられる。

　プレシジョンメディスンをはじめ，抗がん治療の進歩が目覚ましいがん医療において，「治療できる可能性」は，日進月歩で変化している。そのため，抗がん治療を継続することが推奨できない患者に対して，今後抗がん治療を行わないことを伝える医師は，「もし，状況が変われば治療ができるかもしれない」ことを伝える，あるいは伝えないことをあらゆる患者に一律に行うのではなく，個々の患者の状況に合わせる必要があると考えられる。

　こうした背景を踏まえ，本ガイドラインでは，「抗がん治療を継続することが推奨できない患者に対して，今後抗がん治療を行わないことを伝える際に，実際に状況が変われば治療ができる可能性が推定される場合には，『もし，状況が変われば治療ができるかもしれない』と伝えることを状況に応じて検討する余地がある」とした。本臨床疑問については，十分な根拠が存在しないため，今後さらなるエビデンスの構築が必要と考える。

1）益と害のバランス

益：患者の意向は強く（弱い），伝えられることで医師に共感してもらえたという患者の評価が高く（弱い），患者の医師への信頼感が高い（弱い）ことが示唆されている。

害：害として「患者の精神的苦痛」「医師のストレス」を想定したが該当論文はなく，害に関する直接的なエビデンスは報告されていない。

2）患者の価値観・希望

　前述の Umezawa ら[2]による，抗がん剤治療中止を伝えられる際の医師のコミュニケーションに対する意向を調査した結果では，76.3％の患者が医師に対して「またで

きる時期になったら，がんに対する治療を始められることを伝える」ことを望むと回答している。

希望をもつことは患者の安寧とQOLにとって重要なことである。しかし，進行，終末期の患者・家族と今後について話し合う際に，真実を語ることと希望をもつことのバランスをとるのは難しいことである。希望をもたせようと「もし，状況が変われば治療ができるかもしれない」と伝えることは，今後その可能性がない場合には真実を伝えたことにはならないうえ，一時的に患者に期待を抱かせ，そして落胆させることになるかもしれない。過度な期待から現実に対する落胆が大きくなることや，希望のかけらさえない見出せない現実を突き付けられることの苦痛もあるため，真実と希望のバランスについても個々に検討することが望まれる。そのうえで，どのように伝えるか，伝えた後の患者の反応，感情にどのように対応するのかというコミュニケーションが重要である。

3）コスト・臨床適応性

該当しない。

抗がん治療を継続することが推奨できない患者に対して，今後抗がん治療を行わないことを伝える際に「もし，状況が変われば治療ができるかもしれない」と伝えることで，患者が認識する医師への共感や患者の医師への信頼感が向上することが弱いエビデンスで示されていることから，患者の意向に添っていると考えられるが，患者の状況によりこれらの益の価値や想定される問題点が変わると予想される。そのためガイドライン作成グループは推奨文に関して，状況に応じて検討する余地があるとした。なお，伝え方の実際については，次項「抗がん治療を行わないと伝える」を参照されたい。

▶アウトカムモデル

直接コミュニケーションに影響を受けるアウトカム	医療行為を介在して影響を受けるアウトカム（代理・中間）	社会的アウトカム
患者の意向：向上 医師の共感：向上 医師への信頼感：向上 患者の精神的苦痛：評価なし 患者の希望：評価なし 医師のストレス：評価なし	**医療行為を介在して影響を受けるアウトカム** QOL：評価なし	

（藤森麻衣子，岡村優子）

▌▌文　献

1）Tanco K, Rhondall W, Perez-Cruz P, et al. Patient perception of physician compassion after a more optimistic vs a less optimistic message: a randomized clinical trial. JAMA Oncol 2015; 1: 176-83

2）Umezawa S, Fujimori M, Matsushima E, et al. Preferences of advanced cancer patients for communication on anticancer treatment cessation and the transition to palliative care. Cancer 2015; 121: 4240-9

▌▌参考文献

a）Nierop-van Baalen C, Grypdonck M, van Hecke A, et al. Associated factors of hope in cancer patients during treatment: a systematic literature review. J Adv Nurs 2020; 76: 1520-37

b）Prip A, Møller KA, Nielsen DL, et al. The patient-healthcare professional relationship and communication in the oncology outpatient setting: a systematic review. Cancer Nurs 2018; 41: E11-E22

c）Hjörleifsdóttir E, Hallberg IR, Gunnarsdóttir ED, et al. Living with cancer and perception of care: Icelandic oncology outpatients, a qualitative study. Support Care Cancer 2008; 16: 515-24

d）Wright AA, Zhang B, Ray A, et al. Associations between end-of-life discussions, patient mental health, medical care near death, and caregiver bereavement adjustment. JAMA 2008; 300: 1665-73

表6 臨床疑問6：採用文献の概要

著者（年）	研究デザイン	対象	課題	対照	アウトカム	結果
Tanco, et al. (2015)	実験心理学的研究（ランダム化比較試験）	進行がん患者100名	抗がん治療を継続することに対し、医師が今後抗がん治療を伝える際に「もし、状況が変わるかもしれないと伝える場面をビデオで提示	抗がん治療を継続することが推奨できない患者に対して、医師が［状況が変われば治療できるかもしれないと言わずに今後抗がん治療を行わないことを伝える場面をビデオで提示	［患者の意向］ 介入群ビデオが意向に沿うと有意に評価された（P＜0.001）。 ［医師の共感の評価］ 介入群ビデオで医師の共感性が高いと評価された（P＜0.001）。 ［医師への信頼感］ 介入群ビデオで有意に医師への信頼感が高かった（P＜0.001）。	「もし、状況が変われば治療ができるかもしれない」と伝えるビデオは意向に沿い、共感性が高く信頼できる医師と評価された。
Umezawa, et al. (2015)	観察研究	進行がん患者106名	抗がん剤治療中止を伝えられる際の医師のコミュニケーションに対する意向を横断的に調査		［患者の意向］ 「また治療できる時期になったら、がんに対する治療を始められることを伝える」と回答した患者（76.3%）は望まないと回答した患者（7%）よりも多かった。	「また治療できる時期になったら、がんに対する治療を始められることを伝える」ことを望む患者が多かった。

臨床疑問 6　補足資料

抗がん治療を行わないと伝える

　進行，終末期における意思決定の際に，治療選択・予後に関する情報は不可欠なものである。これらの情報が適切に伝えられれば，患者に良い影響を与え，また安心感にもつながる。患者間で異なるニーズや情報に対する意向に沿って，どのような情報をどの程度知りたいかということや伝えるタイミングを個々に検討する必要がある[1,2]。

　希望をもつことは患者の安寧と QOL にとって重要なことである[3]。患者が抱く希望はさまざまであり，病気と治療に関連した希望もあれば，日常的なこと（犬との散歩，花の水やり，子どもとの時間など）に希望を抱くこともある。個々の患者がどのような希望をもっているのか理解しようとし，話し合うこと，話し合える関係性があることも大切なことである。しかし，進行，終末期の患者・家族と今後について話し合う際には，真実を語ることと希望をもつことのバランスをとるのは難しいことがある。希望をもたせようと「もし，状況が変われば治療ができるかもしれない」と伝えることは，今後その可能性がない場合には真実を伝えたことにはならないうえ，一時的に患者に期待を抱かせ，そして落胆させることになるかもしれない。真実と希望のバランスについても個々に検討することが望まれる。

　解説で示したように，専門医として状況が変われば治療ができる可能性があると判断する場合には，「もし，状況が変われば治療ができるかもしれない」と伝えることは，インフォームド・コンセントのプロセスとして適切であると考えられる。一方，今後治療ができる可能性がないと推定される場合には，「もし，状況が変われば治療ができるかもしれない」と伝えることは必ずしも適切ではないと考えられる。抗がん治療の進歩が目覚ましいがん医療において，抗がん治療を継続することが推奨できない患者に対して，今後抗がん治療を行わないことを伝える医師は，「もし，状況が変われば治療ができるかもしれない」ことを伝える，あるいは伝えないことをあらゆる患者に一律に行うのではなく，個々の患者の状況に合わせる必要があると考えられる。また，話をするタイミングや立場によって，患者・家族の受け止め方が異なる可能性があり，伝え方，伝えた後の患者の反応・感情への対応を含めたコミュニケーションが重要である。治療の中止，今後の治療に関して，他の医療者が質問を受ける可能性もあり，話題に挙がることもあるため，関与している医療者が情報を共有することが求められる。

[会話例①]

抗がん治療を継続することが推奨できない患者に対して，今後抗がん治療を行わないことを伝える際に「もし，状況が変われば治療ができるかもしれない」と伝える場合

　腫瘍医：……（CT の結果説明）……　副作用もあり大変だったと思いますが○○さんに頑張っていただいて，これまで△△という治療を行ってきました。し

かし，CT の結果で示したように，△△の効果は得られませんでした。これ以上〇〇さんのご病気に有効な薬剤がなく，今後抗がん剤治療を行っていくことが難しい状態だと考えています。

患　者：もう治療はできないのですか。

腫瘍医：今後のことが心配ですよね。……（本人の気がかりなことを伺う）……現在の状態では抗がん剤治療を続けることは，残念なのですが……難しいと思います。しかし，痛みなどのつらい症状を和らげる治療は引き続き行っていきますし，新薬の開発が進んでいますので，今後〇〇さんに合う治療が出てくる可能性はあると思います。

　抗がん剤治療中止について説明する際，今後の治療の可能性の如何にかかわらず，これまでの治療を振り返り，いたわりの言葉をかけることは患者の安心感・情緒的サポートにつながる。今後の治療について，身体状態が回復した場合や新薬の治験，治療などの可能性を個々に考えられるものについて説明を加える。

会話例②

抗がん治療を継続することが推奨できない患者に対して，今後抗がん治療を行わないことを伝える際に「もし，状況が変われば治療ができるかもしれない」と伝えない場合

腫瘍医：……（CT の結果説明）……　副作用もあり大変だったと思いますが，これまで△△という治療を行ってきました。しかし，CT の結果で示したように，△△の効果は得られませんでした。これ以上〇〇さんのご病気に有効な薬剤がなく，今後抗がん剤治療を行っていくことが難しい状態だと考えています。

患　者：もう治療はできないのですか。

腫瘍医：これまで治療を頑張ってこられたのに，残念なのですが……現在の状態では抗がん剤治療を続けることは難しいと思います。

患　者：じゃあ，これからはどうしていったら……。

腫瘍医：そうですね，これからのことがご心配ですよね……。

患　者：……………。

腫瘍医：……（本人の気がかりなことを伺う）……まず，これまでの抗がん剤治療で負担となっていた副作用から回復できるようにして，痛みなどのつらい症状を和らげる治療を引き続き行っていきましょう。それから，今後について話し合っていきたいと思いますが，いかがでしょうか。

　抗がん治療の中止を伝えることは，患者にとっては死に直面していくことを意味し，不安が強まり，絶望感などを抱く可能性がある。時間をとり，患者の言葉を待ちながら，気がかりや懸念を聞く必要があると考えられる。そのうえで，今後について

一緒に考えていく姿勢を示し，患者の見捨てられるという気持ちを和らげ，患者の望む今後の療養についての話し合いをもつことが望ましい。

（岡村優子，藤森麻衣子）

■文　献

1）Tanco K, Rhondall W, Perez-Cruz P, et al. Patient perception of physician compassion after a more optimistic vs a less optimistic message: a randomized clinical trial. JAMA Oncol 2015; 1: 176-83
2）Umezawa S, Fujimori M, Matsushima E, et al. Preferences of advanced cancer patients for communication on anticancer treatment cessation and the transition to palliative care. Cancer 2015; 121: 4240-9
3）Clayton JM, Hancock K, Parker S, et al. Sustaining hope when communicating with terminally ill patients and their families: a systematic review. Psychooncology 2008; 17: 641-59

臨床疑問7

進行・再発がん患者に，予測される余命を伝えることは推奨されるか？

▶ **推奨文**

進行・再発がん患者が予測される余命を知りたいと望んだ場合，どのような情報をどの程度知りたいかの希望を確認し，共感的に関わりつつ，余命を伝えることに関する影響にも配慮を行いながら，余命を伝えることを提案する。

■**推奨の強さ：2（弱い）**

■**エビデンスの確実性（強さ）：D（非常に弱い）**

〈本臨床疑問・推奨文が想定している状況〉

・患者が「あとどれくらい生きられるのでしょうか？」などと予後について質問してきた状況や，想定される大まかな予後を共有しておくことが今後の患者との協働意思決定にとって重要と思われる状況を想定している。

・患者が予後告知を希望していない時や予後について話し合う心の準備がない時に，患者の意向に反して医療者から伝えるという想定ではない。

・外来，入院，在宅，治療初期から終末期まで，幅広い背景の患者や状況が対象になりうるが，特定の時期や状況を想定しているわけではない。

・このような臨床疑問は単一の推奨をすべての患者に一律に適用できるものではないが，日常臨床において医師がしばしば遭遇し，また対処が難しいと感じる問題であることから，臨床疑問という形で扱うこととした。

・本推奨に沿って患者と話し合う場合には，患者自身の病状や体調に関する理解，精神状態，医療者との関係性などを考慮しながら，患者が「病ある生をいきる」なか，何を大切に考えているかなど，患者の価値観に沿って話を進めていくことが重要である。

・本臨床疑問では，そのようにして患者の意向を尊重したコミュニケーションを行うなかで，状況や文脈に応じて本推奨が活用されることを意図している。

[採用文献の概要]

　　進行・再発がん患者に，予測される余命を伝える場合と余命を伝えない場合でアウトカムを比較した先行研究としては，介入研究が2件（余命告知に関する実験心理学的研究とコミュニケーション介入に関するクラスターランダム化比較試験），観察研究が1件あった[1-3]。ガイドライン作成グループは本臨床疑問の推奨の判断に重要なアウトカムとして，下記のアウトカムに関するエビデンスを評価した。ガイドライン作成グループが重要と考えた順に評価結果を記載する。

1）先の見通しを立てることができるようになる〔エビデンスの確実性（強さ）：非常に弱い〕

　　先の見通しを立てることができるかどうかは，不確実性（uncertainty）により評価さ

れている。本アウトカムを評価した論文は 1 件あった。Van Vliet ら[1]は，乳がん患者・サバイバー 51 名と健常女性 53 名を対象に，医師が，再発転移をきたした乳がん患者に対し余命をはっきりと伝える（中央値 2 年の説明を平易に行い，半年から 4 年の幅を伝える）か，わからないというか，共感的な言葉を添えるか，添えないかの 4 種類のビデオを示すという実験心理学的研究を行った。患者とサバイバー間でビデオを視聴した後のアウトカムに違いがなかったため，両者の結果を統合して主な解析が行われた。余命をはっきりと伝えるビデオでは，医師は「あなたと同じがんで，転移のある患者さんを集めた研究からわかることは，50％の方が 2 年後も生きておられるということです。どういうことかと言いますと，半分の方たちが 2 年以内にお亡くなりになる一方で，残りの半分の方が 2 年以上生きられます。ある患者さんは半年くらいかもしれませんが，ある患者さんはもっと長く，4 年くらい生きられるかもしれません」と説明した。一方，余命を伝えないビデオでは，医師は「人によって異なりますので，余命を予測することはとても難しいです。あなたの病気は，将来命に関わる可能性のあるとても深刻な病気です。私たちが確実に言えることはそれだけです。あなたと同じタイプのがんでもとても長く生きる方もいれば，短い方もいます。テレビや雑誌でよくみる『あなたはこれくらいしか生きられません』といった意見は現実的ではありません。一人ひとりについてはわからないですから。ですので，あなたにとってどうかは，私にはわかりません」と説明した。被験者は，患者に余命をはっきりと伝えるビデオを見た後は，余命はわからないと伝えるビデオを見た後に比べて，有意に不確実性が減少した。また，共感的な言葉を添える場合は，添えない場合に比べて不確実性が有意に改善した。

2) 生活のしやすさが増す（自己効力感）〔エビデンスの確実性（強さ）：非常に弱い〕

　生活のしやすさが増す（自己効力感）を評価した論文は 1 件あった。Van Vliet ら[1]の実験心理学的研究において，被験者は，患者に余命をはっきりと伝えるビデオを見た後は，余命はわからないと伝えるビデオを見た後に比べて，有意に自己効力感が上がった。また，共感的な言葉を添える場合は，添えない場合に比べて自己効力感が有意に改善した。

3) 家族・友人との対話〔エビデンスの確実性（強さ）：評価した研究なし〕

　進行・再発がん患者に，予測される余命を伝えることの家族・友人との対話に及ぼす影響を調べた該当論文はなかった。

4) 医療に対する満足度〔エビデンスの確実性（強さ）：非常に弱い〕

　医療に対する満足度を評価した論文は 1 件あった。Van Vliet ら[1]の実験心理学的研究において，被験者は，患者に余命をはっきりと伝えるビデオを見た後は，余命はわからないと伝えるビデオを見た後に比べて，有意に満足度が増した。また，共感的な言葉を添える場合は，添えない場合に比べて満足度が有意に改善した。

5）医療者への信頼度〔エビデンスの確実性（強さ）：非常に弱い〕

　医療者への信頼度を評価した論文は 1 件あった。Enzinger ら[3]は，緩和的化学療法を受けた後に進行した転移性固形がん患者 590 名（生存期間の中央値：5.4 カ月）を対象とした多施設コホート研究を行った。余命を知りたいと希望していた患者は 71% だったが，実際に医師から余命を伝えられたと報告した患者は 17.6% だった。医師から余命を伝えられたと報告した患者においては，そうでない患者に比べて，医師への信頼感を含む医師患者関係の強さは損なわれていなかった。

6）希望〔エビデンスの確実性（強さ）：評価した研究なし〕

　進行・再発がん患者に，予測される余命を伝えることの希望に及ぼす影響を調べた該当論文はなかった。

7）不安〔エビデンスの確実性（強さ）：非常に弱い〕

　不安を評価した論文は 3 件あった。Van Vliet ら[1]の実験心理学的研究において，被験者は，患者に余命をはっきりと伝えるビデオを見た後は，余命はわからないと伝えるビデオを見た後に比べて，不安の増強はみられなかった。また，共感的な言葉を添える場合は，添えない場合に比べて不安が有意に改善した。

　Epstein ら[2]は，多施設の病院・診療所の腫瘍内科医 38 名を対象に，医師と進行がん患者（1 年以内に死亡しても驚かないと医師が考えた患者）・家族に対するコミュニケーション介入を行うか行わないかのクラスターランダム化比較試験を行った。介入群においては，医師は模擬患者を用いたコミュニケーショントレーニングを受け，患者・家族はコミュニケーション指導セッションに参加し電話フォローアップを受けるとともに，質問促進リストを渡された。これらの介入は，4 つのポイント（患者が面談に積極的に関与すること，感情に対応すること，患者と予後や治療選択について対話し情報提供すること，意思決定の必要な選択肢についての両面の可能性に関してバランスのとれた情報提供を行うこと）に焦点が当てられた。主要評価項目である医師患者の面談時における患者中心のコミュニケーションは介入群で有意に改善したが，副次的評価項目である McGill Psychological Well-Being subscale（「落ち込んだ気分」「神経質/心配」「悲しい」「こわい」といった不安に関連する項目を含む下位尺度）には群間差がみられなかった。

　Enzinger ら[3]は，緩和的化学療法を受けた後に進行した転移性固形がん患者 590 名（生存期間の中央値：5.4 カ月）を対象とした多施設コホート研究を行った。医師から余命を伝えられたと報告した患者においては，そうでない患者に比べて，McGill QOL Questionnaire の psychological subscale で測定した不安（worried/anxious）は増悪していなかった。

8）抑うつ〔エビデンスの確実性（強さ）：非常に弱い〕

　抑うつを評価した論文は 2 件あった。上記の Epstein ら[2]の研究では，McGill Psychological Well-Being subscale（「落ち込んだ気分」「神経質/心配」「悲しい」「こわい」と

いった抑うつに関連する項目を含む下位尺度）には群間差がみられなかった。

　上記の Enzinger ら[3]の研究では，医師から余命を伝えられたと報告した患者においては，そうでない患者に比べて，McGill QOL Questionnaire の psychological subscale で測定した抑うつ（sad/depression）に有意な増悪は認めなかった。

9）自殺〔エビデンスの確実性（強さ）：評価した研究なし〕

　進行・再発がん患者に，予測される余命を伝えることの自殺に及ぼす影響を調べた該当論文はなかった。

［解　説］

　以上より，エビデンスの確実性（強さ）は低いが，進行がん患者に対して予測される余命を伝えることは，予測される余命を伝えないことに比べて，先々に対する不確実性を減らし，自己効力感や医療に対する満足度を上げること，また必ずしも医療者への信頼度は上げないものの不安・抑うつを増悪させない可能性が示唆された。

　しかし，いずれのアウトカムに関しても非直接性に問題があり（実験心理学的研究で比較的状態の良い患者やサバイバー・健常者を対象としている，あるいは進行がんであっても海外の研究であり日本人患者に適用しづらい），大きなバイアスが認められた（ランダム化，コンシールメント，盲検化が行われていない，ランダム化比較試験であっても intention to treat analysis がなされていない，アウトカム不完全報告が認められるなど）。

1）益と害のバランス

益：先の見通しを立てることができるようになり（不確実性が減る），生活のしやすさ
　　（自己効力感）が増し，医療（者）に対する満足度を向上させる，医療者への信頼
　　度は上げない（非常に弱い）

害：不安・抑うつを増悪させない（非常に弱い）
　　その他，家族・友人との話，希望，自殺について情報が得られなかった。

2）患者の価値観・希望

　また，これらの研究が報告された欧米に比べて，最近では一般的な数字を率直に告げることも増えつつある一方で，従来，日本を含むアジア圏においては余命を含めた悪い知らせをはっきりと言葉で伝えることは比較的少ない医療風土がある。余命を聞きたくない，あるいは自分から尋ねた時だけ伝えてほしい，と希望する日本人も少なくない。どの程度の情報を希望するのかについても，患者の状況やニーズ，対処方法などによって異なることが予想される。さらに，有効な抗がん治療の開発が著しい現在において，特に治療中の患者においては正確な余命の予測が難しい場面も少なくない。抗がん剤治療中止を伝えられた国内のがん患者 106 名を対象に，コミュニケーションに対する意向を探索した質問紙調査では，72.8％の患者が今後の見通し（余命）が，日常生活に与える影響について伝える（「旅行に行く予定があれば，年内にされた

方がいいでしょう」など）ことを，63.4％が今後の見通し（余命）について，幅をもたせた期間で伝える（月や年の単位）ことを望むことがわかった[a]。一方，今後の見通し（余命）について，パーセンテージ（％）で伝える（「○％の方が△年間，生存されています」）ことを望む患者は42.1％にとどまった。また，66.3％の患者が，平均的な見通し（余命）の予測はできるが，必ずしもあなたにあてはまるわけではないと伝えることを望んでいた。日本の進行がん患者と余命について話し合うことは，心の準備を促すことになるが，その際も希望を支えるようなコミュニケーションに留意する重要性が示唆された。

3）コスト・臨床適応性

該当しない（臨床適応性は上記の「患者の価値観・希望」を参照）。

以上より，本ガイドラインでは，進行・再発がん患者が予測される余命を知りたいと望んだ場合，希望を確認し，共感的に関わりつつ，余命を伝えることに関する影響にも配慮を行いながら，余命を伝えることを提案する。ただし，余命を正確に予測することはがん医療に携わる医師であっても困難であり，余命予測において不確実性は不可避である。したがって，余命について話し合う際には，個々の患者が余命の情報をなぜ，このタイミングで知りたいと考えているのか，また，どの程度知りたいと希望しているのか，その思いの背景を確認したうえで，不確実性にも言及しながら，数字だけが先走りしないような配慮を十分に行いつつ，幅をもたせて伝えることが望ましい。伝え方の実際については，次項「余命を伝える」も参照されたい。また，患者の不安が強い場合，余命の予測が困難な場合など，具体的な余命を伝えない場合は，後日話し合いをもつことを検討してもよい。いずれの場合にも，伝えること自体が侵襲的にならないよう配慮を行いつつ（空気を読みながら），共感的な姿勢でコミュニケーションをとることが重要である。また，余命について患者・家族と話し合う際だけでなく，その後も引き続き情緒的支援を行うことが必要である。本臨床疑問については，特に日本を含むアジア圏では十分な科学的根拠が存在しないため，今後さらなるエビデンスの構築が必要と考えられる。

なお，本臨床疑問のためのシステマティックレビュー実施（2017年3月）以降に出版された本領域における研究では，予後について，余命のみならず機能的な見通しや先々の不確実性も含まれるより広い概念と位置づけ，患者の意向を確認しながら予後についての対話を含む包括的なコミュニケーションの有用性を検証する研究などが発表されている[b,c]。今回，本臨床疑問ではこれらの研究を扱わなかったが，余命を伝えることそのものよりも予後について話し合うことの方が重要であることが示唆されるようになってきていることについて指摘しておく。

▶ アウトカムモデル

直接コミュニケーションに影響を受けるアウトカム	医療行為を介在して影響を受けるアウトカム（代理・中間）	社会的アウトカム
不確実性：向上 自己効力感：向上 医療への満足度：向上 医療者への信頼度：差なし 不安・抑うつ：差なし 希望：評価なし		家族・友人との話：評価なし
	医療行為を介在して影響を受けるアウトカム	
	自殺：評価なし	

（森　雅紀，下山理史）

■ 文　献

1) van Vliet LM, van der Wall E, Plum NM, et al. Explicit prognostic information and reassurance about nonabandonment when entering palliative breast cancer care: findings from a scripted video-vignette study. J Clin Oncol 2013; 31: 3242-9
2) Epstein RM, Duberstein PR, Fenton JJ, et al. Effect of a patient-centered communication intervention on oncologist-patient communication, quality of life, and health care utilization in advanced cancer: the VOICE randomized clinical trial. JAMA Oncol 2017; 3: 92-100
3) Enzinger AC, Zhang B, Schrag D, et al. Outcomes of prognostic disclosure: associations with prognostic understanding, distress, and relationship with physician among patients with advanced cancer. J Clin Oncol 2015; 33: 3809-16

■ 参考文献

a) Umezawa S, Fujimori M, Matsushima E, et al. Preferences of advanced cancer patients for communication on anticancer treatment cessation and the transition to palliative care. Cancer 2015; 121: 4240-9
b) Bernacki R, Paladino J, Neville BA, et al. Effect of the Serious Illness Care Program in outpatient oncology: a cluster randomized clinical trial. JAMA Intern Med 2019; 179: 751-9
c) Paladino J, Bernacki R, Neville BA, et al. Evaluating an intervention to improve communication between oncology clinicians and patients with life-limiting cancer: a cluster randomized clinical trial of the Serious Illness Care Program. JAMA Oncol 2019; 5: 801-9

表7 臨床疑問7：採用文献の概要

著者（年）	研究デザイン	対象	介入法	対照	アウトカム	結果	備考
Enzinger, et al. (2015)	コホート	転移性固形がん患者590名	余命が伝えられたという報告あり	余命が伝えられなかったという報告あり	McGill psychological subscale（不安、抑うつ）, Patient-physician relationship（信頼）（ベースラインに測定）	予後を伝えられたと報告した患者は17.6‰。余命を伝えられたと報告した患者において、そうでない患者に比べて、McGill psychological subscale にてで不安や抑うつは増悪しておらず、医師への信頼感を含む医師患者関係の強さも損なわれていなかった。	観察研究で因果関係は不明。
Epstein, et al. (2017)	クラスターランダム化比較試験	腫瘍内科医38名、進行がん患者265名	腫瘍内科医：コミュニケーショントレーニング 患者：コミュニケーション指導セッション、電話フォローアップ、質問促進リスト	左記介入なし	McGill psychological subscale（不安、抑うつ）, 死亡時	McGill psychological subscale に群間差なし。	主要評価項目である医師患者の面談時における患者中心のコミュニケーションは介入群で有意に改善。余命告知は介入の一部なので直接性が低い。
van Vliet, et al. (2013)	実験心理学的研究（ランダム化比較試験）, 2×2デザイン	乳がん体験者、健常女性	はっきりと予後を伝える・共感を伝える	はっきりと予後を伝えない・共感を伝えない	不確実性VAS, STAI-State（不安）, 自己効力感VAS, Physician Satisfaction Questionnaire（満足度）	不確実性、不安、自己効力感、満足度とも改善（ビデオ視聴直後）。	実験心理学的研究で直接性が問題。

VAS：Visual Analog Scale, STAI：State-Trait Anxiety Inventory

余命を伝える

　進行・再発がん患者から余命を尋ねられた時に，どのような対応が最適かについてのエビデンスは乏しい。しかし，余命告知は重要な課題であるため，臨床的に妥当と考えられる対応について検討する。

　進行・再発がん患者と予測される余命について話し合う際は，さまざまな配慮が必要である。患者が余命を知りたいと思う時期は，がんの診断時，再発・転移時，積極的な抗がん治療の終了前後など多様である。時期によって，患者がどのような情報を知りたいか，あるいは医療者がどれほど具体的に伝えられるかは異なる可能性がある。したがって，まず，患者が自身の余命についてどのように考えているか，知りたいと希望しているかどうかを確認する必要がある。患者の予後認識については，必ずしも改まって明確に尋ねなくても，日々の診療において患者の大切にしていることや今後の生活について話をするなかで，余命についての認識がうかがえることが少なくない。一方で，患者から「あとどれくらいですか？」と尋ねられると，つい医療者は数字を求められていると認識してしまいやすいが，必ずしもそうではない場合もある。そのような場合には，どうしてあとどれくらいか知りたいのだろう，というように「その言葉の背景」に思いを巡らせて話し合いをしていくことが必要である。

　今後の治療や生活についての意思決定が必要な場面では，まず患者の予後認識を確認する。そのうえで，患者の予後認識が医療者のそれと大きなずれがないと感じられる場合は，あえて医療者の方から明確に余命を伝える必要がないこともある。一方，患者からはっきりと余命について質問があった場合，あるいは意思決定が必要な場面で，患者の予後認識が医学的に予測される余命と大きくずれており余命の共有をせずには現実的な意思決定が困難な場合は，患者がどのような情報をどの程度知りたいかを確認したうえで，予測される余命を伝えるか伝えないかを検討する必要がある。

1　予測される余命をはっきりと伝える場合のコミュニケーション

　日本のがん患者を対象とした意向調査により，患者の好むさまざまな伝え方が提案されている。予想される余命の中央値と幅を伝える方法（中央値の 1/2〜2 倍などの典型的な幅や，中央値の 1/4〜3 倍などの広い幅），ある一定期間生きられる確率を伝える方法，また，中央値や幅を伝えたうえで，最善を望みつつ最悪の場合にも備えておくこと（"hope for the best, prepare for the worst"）を加える方法などが好まれる傾向にある。個々の患者によりどのような情報をどの程度知りたいかは異なるため，患者のニーズを伺いながら，それに沿うように情報を提供し，共感的に関わっていくことが望ましい。

2 予測される余命をはっきりとは伝えない場合のコミュニケーション

　患者から余命を尋ねられた場合でも，治療法の進歩や今後の病状の変化などにより明確に余命を予測することができず，はっきりと余命を伝えることが難しい状況もある。そのような時は，ただ「わからない」と伝えるだけではなく，患者がなぜ余命を知りたいと望むのかの背景を探索しつつ，明確には予測できない理由を伝えることが望ましい。また，はっきりと余命を伝える代わりに，「来年の桜が見られるかどうか」「年を越すのは難しいかもしれない」「旅行に行かれるのは年内がいいのではないでしょうか」などと，季節やイベントを挙げることで婉曲に伝えることもよく行われる。

　一方，余命を尋ねられた場合も，患者の不安や否認が強い場合や，余命を知りたいかどうか患者自身の意向が揺れ動いている場合などは，予測される余命をにわかに伝えるのではなく，継続的に意向を確認し，適切と思われるタイミングで伝えるなどの工夫も考えられる。

3 余命に焦点を当てるのではなく，"I" message*を活用して希望を支え心配ごとを一緒に考えていくためのコミュニケーション

　はっきりと余命を伝えなくても，患者の希望を支え，患者の心配ごとを一緒に考えていくきっかけになる言い方として，"I" message を活用したコミュニケーションが近年提案されている。

["I" message を用い，患者の希望を支え心配ごとを一緒に考えていく言い方]

> 「私としても，本当に○○さんが良い状態で長く過ごしていかれるといいなと思っています。同時に，個人的に少し心配なこととして，数カ月より先は見通しにくいかもしれないということがあり，そのような場合にも備えておいた方がいいかもしれません」

["I" message を用い，最善を望みつつ最悪に備えていく言い方]

> 「私も（医師として）○○さんが良い状態で長く過ごされることを願っています。ただ，まだ先のことかも知れませんが，病状が進行した場合に備えておくのもよいと思います」

> 「私も，○○さんがおっしゃるようにそうなっていく（改善していく，治る）といいなと思っています。そう願っている今，万が一のことやもしものことはあまり考え

＊：「私」（"I"）を主語にして望みや懸念を伝える方法。"I" statement とも呼ばれる。「あなた」を主語にする予後告知では，本来不可知である個々の患者の予後が客観的事実として伝わりかねない。医療者は統計学的な情報をもっていても，個々の患者の正確な余命を知っていることは求められない。「私」を主語にすることで，あくまで個人の主観的な考えとして今後の見通しを共有することができ，予後を話題にしやすくなる[1]。

たくないことかもしれませんが，今（厳しい状況に近づきながらも，まだ多少落ち着いている状況下で）だからこそ，考えておけることもあるかもしれません。もしよかったら，これからのこと（例えば目安の数字を用いながら，「例えば，3 カ月先とか，来年のお花見の頃，どんな感じで過ごしているかな，などを」）を○○さんも一緒に考えてみませんか？」

　　患者-医療者間が対立構造になるのではなく，同じ方向を向きながら，患者の希望を支えつつ心配ごとを一緒に考えていく工夫の一つとして，しばしば日常診療でも使われている方法である。

4　患者・家族と話し合いを共有していく工夫

　　日本の臨床現場では，余命告知を含む難しいコミュニケーション場面では，慣習的に医療者と家族だけで話し合いが行われ，患者が話し合いに参加しないことも少なくない。患者・家族・医療者間で意思決定過程を共有し（shared decision making），患者中心の意思決定を行っていくためには，関係者間で情報を共有するための工夫が必要になる。その一つとして，治療の早い段階から，今後継続性をもたせた話し合いを行っていくために，大切な話し合いは患者だけ，あるいは家族だけとではなく，患者・家族と一緒に行っていきたい旨を両者に伝え，その理由などを理解しておいてもらうことが有用と思われる。その際，患者と家族が十分話し合いをもてていない場合や，意向が対立しており十分な意見が言えない場合もあるため，それぞれの考えを十分聞き取れるような配慮も必要となることがある。

（森　雅紀）

▌文　献

1）Lakin JR, Jacobsen J. Softening Our Approach to Discussing Prognosis. JAMA Intern Med 2019; 179: 5-6

Ⅲ章

臨床疑問

Ⅳ章　資　料

1 ガイドライン作成過程

1 概　要

　本ガイドラインは，日本サイコオンコロジー学会ガイドライン策定委員会，コミュニケーション小委員会が，日本がんサポーティブケア学会との協働で，Minds 診療ガイドライン作成マニュアル Ver. 2.0（2016.03.15），2017，2020 に従って作成した。

　まずコミュニケーション小委員会においてガイドラインの全容および臨床疑問案について検討し，スコープを作成した。作成したスコープについて，外部評価委員（腫瘍内科医 2 名，がん体験者 1 名）の評価を受け，その結果を踏まえて最終版を作成した。

　採用された臨床疑問ごとに 2 名の担当者を割り当て，各担当者が独立してシステマティックレビューを行うとともに，推奨文および推奨の強さ，エビデンスの確実性（強さ），解説文の草案を作成した。作成された草案についてコミュニケーション小委員会で検討し，原案を作成した。原案について各関連学会および患者団体の代表者が，インターネットアンケートシステムを用いたデルファイ法に従って討議を行い，最終案を作成した。

　ガイドライン全体の原稿が揃った時点で，外部評価委員に全体を通した評価を依頼し，その結果を踏まえてガイドラインの最終版を確定した。

2 臨床疑問の設定

　「はじめに」で示した「ガイドライン作成の経緯と目的」および「ガイドラインの使用上の注意」に記述した内容に添うように，「診療ガイドラインがカバーする内容に関する事項」「システマティックレビューに関する事項」，および「推奨作成から最終化，公開までに関する事項」からなるスコープをあらかじめ作成し，3 つの重要臨床課題に沿った 7 件の臨床疑問を定めた（**表 1**）。

3 システマティックレビュー

　日本医学図書館協会に依頼し，臨床疑問ごとに文献検索を行った。文献の検索はPubMed，CINAHL，PsycINFO，医学中央雑誌（医中誌）Web，The Cochrane Library データベースを用いて行い，臨床疑問に合わせた検索式から抽出された 2017 年 3 月31 日までのすべての論文を対象とした。このようにしてデータベースから収集された文献に加え，ハンドサーチによって得られた関連文献も適宜包含した。

表1　重要臨床課題と臨床疑問

> **重要臨床課題1：「コミュニケーションを支援する介入を行うべきか？」**
> 　臨床疑問1：がん患者が質問促進リストを使用することは推奨されるか？
> 　臨床疑問2：がん患者に意思決定ガイド（Decision Aids）を使用することは推奨されるか？
>
> **重要臨床課題2：「コミュニケーションに関する教育を医療者に対して行うべきか？」**
> 　臨床疑問3：医師ががんに関連する重要な話し合いのコミュニケーション技術研修（CST）を受けることは推奨されるか？
> 　臨床疑問4：看護師ががんに関連する重要な話し合いのコミュニケーション技術研修（CST）を受けることは推奨されるか？
>
> **重要臨床課題3：「良いコミュニケーション技術はどのようなものなのか？」**
> 　臨床疑問5：根治不能のがん患者に対して抗がん治療の話をするのに，「根治不能である」ことを患者が認識できるようはっきりと伝えることは推奨されるか？
> 　臨床疑問6：抗がん治療を継続することが推奨できない患者に対して，今後抗がん治療を行わないことを伝える際に「もし，状況が変われば治療ができるかもしれない」と伝えることは推奨されるか？
> 　臨床疑問7：進行・再発がん患者に，予測される余命を伝えることは推奨されるか？

表2　各臨床疑問の一次スクリーニングの条件

全臨床疑問共通	18歳以上のがん患者 悪い知らせを伝える際のコミュニケーションに関する論文である
臨床疑問1	共通基準＋質問促進リストに関する研究
臨床疑問2	共通基準＋意思決定ガイド（Decision Aids）に関する研究
臨床疑問3	共通基準＋医師に対するコミュニケーション技術研修に関する研究
臨床疑問4	共通基準＋看護師に対するコミュニケーション技術研修に関する研究
臨床疑問5	共通基準＋根治不能を伝える方法に関する研究
臨床疑問6	共通基準＋がん治療中止を伝える方法に関する研究
臨床疑問7	共通基準＋余命を伝えることに関する研究

IV章

資料

　ただし，臨床疑問5，6，7は，比較研究が現実的に困難な臨床課題であるため，質の高い観察研究に加え，心理実験研究もシステマティックレビューの対象とすることとした。

　各文献の評価は，2名の担当者が独立して行った。2名の意見が不一致であった場合は，協議により決定した。

　一次スクリーニングとしては，すべての臨床疑問について，「18歳以上のがん患者」を対象とした研究であることを共通の基準として，そのうえで各臨床疑問に合致した条件（表2）を加味した検索式を作成し，データベースから文献を収集するとともに，ハンドサーチにより関連する文献を追加し，その文献のタイトルおよび抄録を独立した2名の担当者が合致した文献か否かを判断し文献を選択した。2名の意見が不一致であった場合は，協議により決定した。

　次いで，二次スクリーニングとして，独立した2名の担当者が，一次スクリーニングで選択された文献の全文を取り寄せて内容を精査し，各臨床疑問の二次スクリーニ

表3　各臨床疑問の二次スクリーニングの基準

全臨床疑問共通	P：18歳以上のがん患者であること
	A1　妥当
	A2　がん・非がん混在の場合，がん患者が80％以上
	A3　年齢混在の場合，18歳以上が80％以上
	B　　情報不足
	C　　妥当ではない
	I：臨床疑問ごとに決定
	C：対照群（ランダム化比較試験の場合）
	A1　通常介入
	A2　活性プラセボ程度の介入（パンフレットの配布など）
	B　　情報不足
	C　　妥当ではない：効果があると考えられるコミュニケーション介入
	O：「コミュニケーションに直接影響を受けるアウトカム」「間接的に影響を受ける健康関連QOL」「社会的アウトカム（コスト，適切な意思決定プロセスなど）」のいずれか
	A1　信頼性・妥当性の確立した方法で評価
	A2　独自指標で評価が行われている
	B　　情報不足
	C　　妥当ではない
臨床疑問1	I：質問促進リスト
	A1　がん関連の重要な話し合いに質問促進リストを用いる
	A2　質問促進リスト＋対照群と同じ介入
	B　　情報不足
	C　　妥当ではない，複合介入の一部として行われている
臨床疑問2	I：意思決定ガイド（Decision Aids）
	A1　意思決定ガイド（Decision Aids）
	A2　意思決定ガイド（Decision Aids）＋対照群と同じ介入
	B　　情報不足
	C　　妥当ではない
臨床疑問3	I：医師に対する重要な話し合い（治療選択，悪い知らせ，意思決定）のコミュニケーション技術研修
	A1　医師に対するコミュニケーション技術研修
	A2　医師に対するコミュニケーション技術研修＋対照群と同じ介入
	B　　情報不足
	C　　妥当ではない：医師以外の職種を多く含む対象に対する研修，座学や書面のみでロールプレイなどの実習を含まないコミュニケーション技術研修
	O：コミュニケーション研修に関連するアウトカム評価
	A1　患者のアウトカム
	A2　医師のコミュニケーション技術に関するアウトカム
	B　　情報不足
	C　　妥当ではない
臨床疑問4	P：がん医療に携わる看護師
	A1　看護師
	A2　看護師以外の職種を含む場合，看護師が50％以上
	I：重要な話し合い（治療選択，悪い知らせ，意思決定）のコミュニケーション技術研修
	A1　コミュニケーション技術研修
	A2　コミュニケーション技術研修＋対照群と同じ介入
	重要な話し合いを含むより広いテーマのコミュニケーション技術研修
	B　　情報不足
	C　　妥当ではない：看護師以外の職種を多く含む対象に対する研修，座学や書面のみでロールプレイなどの実習を含まないコミュニケーション技術研修
	O：コミュニケーション研修に関連するアウトカム評価
	A1　患者のアウトカム
	A2　看護師のコミュニケーション技術に関するアウトカム
	B　　情報不足
	C　　妥当ではない

（つづく）

表3　各臨床疑問の二次スクリーニングの基準（つづき）

臨床疑問5	I：根治不能であることをはっきりと伝える
	A1　根治不能であることをはっきりと伝える
	A2　根治不能であることをはっきりと伝える＋対照群と同じ介入
	B　　情報不足
	C　　妥当ではない：根治不能であることをはっきりと伝えること以外に多くの要素を含む複合介入，伝えるかではなく患者の認識のみを評価した研究など
臨床疑問6	I：「もし，状況が変われば治療ができるかもしれない」と伝える
	A1　「もし，状況が変われば治療ができるかもしれない」と伝える
	A2　「もし，状況が変われば治療ができるかもしれない」と伝えることに関するがん患者を対象とした心理実験
	B　　情報不足
	C　　妥当ではない：伝えること以外に多くの要素を含む複合介入
臨床疑問7	P：18歳以上の進行・再発がん患者であること
	A1　18歳以上の進行・再発がん患者（妥当）
	A2　進行・再発がんとそれ以外の患者が混在の場合，進行・再発がん患者が80％以上
	B　　情報不足
	C　　妥当でない
	I：予測される余命を伝える
	A1　予測される余命を伝える介入
	A2　予測される余命を伝えることを含む介入
	B　　情報不足
	C　　妥当ではない

ングの基準に沿って PICO〔P：患者（Patient），I：介入（Intervention），C：比較対象（Control），O：結果（Outcome）〕の項目ごとに評価した（**表3**）。2名の意見が不一致であった場合は，協議により決定した。

　各文献について**表3**「各臨床疑問の二次スクリーニングの基準」により PICO の項目ごとの A，B，C 評価を行い，すべての項目で A 判定の文献をもとにエビデンスの確実性（強さ）の判断を行うこととした。

4　妥当性の検証

　担当者2名が，システマティックレビューの結果に基づいて推奨文および推奨の強さ，エビデンスの確実性（強さ），解説文の草案を作成した。作成された草案についてコミュニケーション小委員会で検討し，原案を作成した。

　原案の妥当性について，関連8学会（日本癌学会，日本癌治療学会，日本臨床腫瘍学会，日本緩和医療学会，日本がんサポーティブケア学会，日本在宅医学会，日本がん看護学会，日本緩和医療薬学会）から代表として推薦された各1名，および患者団体（全国がん患者団体連合会）の代表者1名，日本サイコオンコロジー学会ガイドライン策定委員会の統括委員1名およびコミュニケーション小委員会委員14名，計24名がデルファイ法による討議に参加し，推奨文，解説文最終案を作成した。

　デルファイ法はインターネットアンケートシステムを用いて行い，推奨文および推奨の強さ，エビデンスの確実性（強さ），解説文の適切性についてそれぞれ9段階（9：最も適切；1：最も不適切）で評価するとともに，それぞれについて自由記載によるコ

メントを依頼した。評価は記名にて実施したが，集計した評価をデルファイ委員に公開する際には匿名とした。またあらかじめ，各項目について，中央値 8 以上かつ最大値と最小値の差が 5 未満を議論の収束とするという基準を設けた。

　1 回目のデルファイ法による評価を行った結果，中央値が 8 以下であった項目は 10 項目（臨床疑問 1「質問促進リスト」，臨床疑問 2「意思決定ガイド」，臨床疑問 3「医師へのコミュニケーション技術研修」，臨床疑問 4「医師以外のコミュニケーション技術研修」の推奨文以外すべて）であり，すべての臨床疑問の推奨文とエビデンスの確実性（強さ）について最大値と最小値の差が 5 以上であった。その評価の中央値，最小値，最大値，コメントを委員に示し，エビデンスが限られるコミュニケーション研究に基づくガイドライン作成方針の共有，意見交換を行うとともに，Web 会議を開催して意見交換を行った。その議論を踏まえて修正版を作成した。

　2 回目のデルファイ法で，中央値が 8 以下であった項目は 3 項目（臨床疑問 5「根治不能を伝える」，臨床疑問 6「がん治療中止を伝える」，臨床疑問 7「余命を伝える」の推奨文）であり，最大値と最小値の差が 5 以上であった項目は 3 項目〔臨床疑問 5 の推奨文，エビデンスの確実性（強さ），臨床疑問 6 のエビデンスの確実性（強さ）〕であった。再度デルファイ委員との Web 会議を行い，臨床場面で応用される際に推奨文が扱う状況を明確にするための"注釈"を推奨文解説中に付記することなどが議論された。

　3 回目のデルファイ法ですべての項目について基準内の評価を得たため，この時点での原稿を最終案とした。

　ガイドライン全体の原稿が揃った時点で，外部評価委員に全体を通した評価を依頼し，その結果を踏まえてガイドラインの最終版として確定した。

5　日本サイコオンコロジー学会，日本がんサポーティブケア学会の承認

　ガイドラインの最終版は，日本サイコオンコロジー学会，日本がんサポーティブケア学会の両理事会にて回覧され，出版についての承認を得た。

（秋月伸哉）

2 文献検索式

系統的文献検索は，下記の方法で行った。

(1) PubMed〔https://www.ncbi.nlm.nih.gov/pubmed〕
(2) CINAHL〔http://web.b.ebscohost.com/〕
(3) The Cochrane Library〔https://www.cochranelibrary.com/〕
(4) PsycINFO〔https://www.apa.org/pubs/databases/psycinfo〕
(5) 医中誌 Web〔https://search.jamas.or.jp/〕

[適格基準]
・2017 年 3 月 31 日時点で掲載されたもの（ただし 2017 年 3 月 31 日以降の文献で重要と判断された文献についてはハンドサーチで追加した）。
・英語もしくは日本語文献

臨床疑問 1 (P38)
がん患者が質問促進リストを使用することは推奨されるか？

[一次スクリーニング]

PubMed（検索日　2017 年 9 月 13 日）

#1 （（（（（（prompt sheet* [TIAB] OR prompt list* [TIAB]）AND（Communication [MH] OR communication* [TIAB] OR disclosure [TIAB] OR conversation [TIAB] OR "Professional-Patient Relations" [MH] OR "Patient Acceptance of Health Care" [MH] OR "Adaptation, Psychological" [Mesh] OR intervention* [TIAB] OR question* [TIAB]）AND（cancer [TIAB] OR Neoplasms [MH] OR oncology [TW]）））OR（（systematic [SB] OR Meta-analysis [PT]）AND（（terminal OR final OR end OR quality OR critical OR palliative）AND（cancer [TIAB] OR Neoplasms [MH] OR oncology [TW] OR Anxiety [MH]）AND（Communication [MH] OR communication* [TIAB] OR disclosure [TIAB] OR conversation [TIAB] OR "Professional-Patient Relations" [MH] OR "Patient Acceptance of Health Care" [MH] OR "Adaptation, Psychological" [Mesh] OR intervention* [TIAB] OR question* [TIAB]）AND（"recall of information" [TIAB] OR information need* [TIAB]））））））AND（"humans" [MeSH Terms] AND（Japanese [lang] OR English [lang]）AND 0001/01/01 [DP]: 2017/03/31 [DP]）⋯⋯⋯⋯⋯⋯⋯⋯⋯⋯⋯81 件

検索の結果得られた 81 件の文献のうち，題名・抄録のレビューにより 20 件の文献を二次スクリーニングに採用した。

CINAHL（検索日　2017 年 10 月 17 日）

S1 （（MH "Communication+"）OR TI communication OR AB communication OR TI disclosure OR AB disclosure OR TI conversation OR AB conversation OR TI "bad news" OR AB "bad news"）OR（MH "Professional-Patient Relations+"）OR（MH "Adaptation, Psychological+"）

OR（MM "Patient Compliance"）OR（MH "Treatment Refusal"）OR（MH "Consumer Participation"）OR（MH "Patient Dropouts"）OR（MH "Patient Satisfaction"）OR "Patient Preference" OR information*）AND（MH "Neoplasms+" OR MH "Oncology+" OR TI oncology OR AB oncology OR TI cancer OR AB cancer OR advanced illness* OR "terminally ill" OR serious illness* OR "seriously ill" OR "severely ill"）AND（AB prompt sheet* OR TI prompt sheet* OR AB prompt list* OR TI prompt list*）⋯⋯⋯⋯⋯⋯⋯⋯3 件

検索の結果得られた 3 件の文献のうち，題名・抄録をレビューした結果，二次スクリーニングに採用した文献はなかった。

The Cochrane Library（検索日　2017 年 9 月 13 日）

#1　cancer or neoplasm or carcinoma: ti,ab,kw　（Word variations have been searched）⋯⋯⋯⋯⋯⋯⋯⋯⋯⋯⋯120,998 件

#2　prompt sheet: ti,ab,kw　（Word variations have been searched）⋯⋯⋯⋯⋯⋯23 件

#3　prompt list: ti,ab,kw　（Word variations have been searched）⋯⋯⋯⋯⋯⋯⋯26 件

#4　#2 or #3⋯⋯⋯⋯⋯⋯⋯⋯⋯⋯⋯⋯⋯⋯⋯⋯⋯⋯⋯⋯⋯⋯⋯⋯⋯49 件

#5　#1 and #4⋯⋯⋯⋯⋯⋯⋯⋯⋯⋯⋯⋯⋯⋯⋯⋯⋯⋯⋯⋯⋯⋯⋯33 件

検索の結果得られた 33 件の文献のうち，題名・抄録のレビューにより 4 件の文献を二次スクリーニングに採用した。

PsycINFO（検索日　2017 年 10 月 20 日）

S1　TI conversation OR AB conversation OR TI "bad news" OR AB "bad news"⋯⋯⋯⋯⋯27,149 件

S2　TI communication OR AB communication OR TI disclosure OR AB disclosure⋯⋯⋯⋯160,109 件

S3　DE "Communication" OR DE "Interpersonal Communication" OR DE "Nonverbal Communication" OR DE "Persuasive Communication" OR DE "Verbal Communication" OR DE "Communication Skills" OR DE "Communication Skills Training" OR DE "Emotional Content" OR DE "Information" OR DE "Information Dissemination" OR DE "Knowledge Transfer" OR DE "Messages"⋯⋯⋯⋯⋯⋯⋯⋯⋯⋯⋯⋯⋯⋯⋯104,157 件

S4　TX "Patient Relation*"⋯⋯⋯⋯⋯⋯⋯⋯⋯⋯⋯⋯⋯⋯⋯⋯⋯⋯28,880 件

S5　DE "Emotional Adjustment" OR DE "Emotional Control" OR DE "Identity Crisis"⋯⋯⋯⋯⋯⋯⋯⋯⋯⋯⋯⋯⋯⋯⋯⋯⋯⋯⋯⋯⋯⋯19,830 件

S6　DE "Treatment Compliance"⋯⋯⋯⋯⋯⋯⋯⋯⋯⋯⋯⋯⋯13,456 件

S7　DE "Treatment Refusal"⋯⋯⋯⋯⋯⋯⋯⋯⋯⋯⋯⋯⋯⋯⋯2,039 件

S8　DE "Client Participation"⋯⋯⋯⋯⋯⋯⋯⋯⋯⋯⋯⋯⋯⋯1,791 件

S9　DE "Treatment Dropouts"⋯⋯⋯⋯⋯⋯⋯⋯⋯⋯⋯⋯⋯2,305 件

S10　DE "Client Satisfaction"⋯⋯⋯⋯⋯⋯⋯⋯⋯⋯⋯⋯⋯⋯4,959 件

S11　TX "Patient Preference" OR TX information*⋯⋯⋯⋯⋯⋯839,824 件

S12　S1 OR S2 OR S3 OR S4 OR S5 OR S6 OR S7 OR S8 OR S9 OR S10 OR S11⋯⋯⋯⋯1,043,377 件

S13　TI cancer OR AB cancer⋯⋯⋯⋯⋯⋯⋯⋯⋯⋯⋯⋯⋯52,019 件

S14　TX advanced illness*⋯⋯⋯⋯⋯⋯⋯⋯⋯⋯⋯⋯⋯⋯⋯374 件

S15　TX "terminally ill" OR serious illness* OR "seriously ill" OR "severely ill"⋯⋯⋯⋯14,239 件

S16　DE "Neoplasms" OR DE "Benign Neoplasms" OR DE "Breast Neoplasms" OR DE "Endocrine Neoplasms" OR DE "Leukemias" OR DE "Melanoma" OR DE "Metastasis" OR DE "Nervous System Neoplasms" OR DE "Terminal Cancer"⋯⋯⋯⋯⋯⋯⋯⋯45,105 件

S17　DE "Oncology"⋯⋯⋯⋯⋯⋯⋯⋯⋯⋯⋯⋯⋯⋯⋯⋯⋯3,490 件

S18　TX TI oncology OR AB oncology⋯⋯⋯⋯⋯⋯⋯⋯⋯⋯5,771 件

S19　S13 OR S14 OR S15 OR S16 OR S17 OR S18⋯⋯⋯⋯⋯⋯72,481 件

S20　TX AB prompt sheet* OR TI prompt sheet* OR AB prompt list* OR TI prompt list*⋯⋯⋯⋯⋯⋯⋯⋯⋯⋯⋯⋯⋯⋯⋯⋯⋯⋯⋯⋯⋯76 件

S21　S12 AND S19 AND S20 ⋯⋯⋯⋯⋯⋯⋯⋯⋯⋯⋯⋯⋯⋯⋯⋯⋯⋯⋯⋯⋯⋯⋯⋯⋯⋯⋯⋯⋯⋯29 件

S22　S21 ⋯⋯26 件

検索の結果得られた 26 件の文献のうち，題名・抄録のレビューにより 1 件の文献を二次スクリーニングに採用した。

医中誌 Web（検索日　2017 年 9 月 14 日）

#1　((腫瘍/TH or がん/AL) or (腫瘍/TH or ガン/AL) or (腫瘍/TH or 癌/AL) or (腫瘍/TH or 腫瘍/AL)) and (((パンフレット/TH or パンフレット/AL) or (パンフレット/TH or リーフレット/AL) or ツール/AL or ガイド/AL) and (促進/AL) and ((質問/AL or (語り/TH or 語り/AL)) or ((コミュニケーション/TH or コミュニケーション/AL)))) ⋯⋯⋯⋯⋯⋯17 件

検索の結果得られた 17 件の文献のうち，題名・抄録をレビューした結果，二次スクリーニングに採用した文献はなかった。

［二次スクリーニング］

一次スクリーニングで採用した 160 件の文献のうち，フルテキスト精読の結果，25 件を採用した。ハンドサーチで採用した 5 件の文献のうち，フルテキスト精読の結果，5 件を採用した。以上より，合計 30 件を採用した。

臨床疑問 2 (P48)
がん患者に意思決定ガイド（Decision Aids）を使用することは推奨されるか？

［一次スクリーニング］

PubMed（検索日　2017 年 10 月 17 日）

#1　(((((((((((((decision [Title] AND (aid* [Title] OR tool* [Title])) OR "decision support techniques" [Mesh: NoExp])) AND (information* [TIAB] OR Communication [MH] OR communicat* [TIAB] OR disclosure [TIAB] OR conversation [TIAB] OR "bad news" [TIAB] OR "Professional-Patient Relations" [MH] OR "Patient Acceptance of Health Care" [MH] OR "Adaptation, Psychological" [Mesh])) AND (cancer [TIAB] OR Neoplasms [MH] OR oncology [TW] OR (advanced illness* OR "terminally ill" OR serious illness* OR "seriously ill" OR "severely ill")))) AND (trial* [TI] OR randomized [TW] OR systematic [SB] OR Meta-analysis [PT] OR Evaluation Studies [PT] OR overview [TI]))) AND ("Humans" [MH] AND (Japanese [lang] OR English [lang]))) AND 0001/01/01 [DP] : 2017/03/31 [DP])) AND (prognos* [TW] OR outcome* [TW] OR therapy [TW] OR treatment* [Title/Abstract] OR chemotherapy [Title/Abstract]) ⋯⋯⋯⋯⋯⋯⋯⋯⋯⋯234 件

検索の結果得られた 234 件の文献のうち，題名・抄録のレビューにより 63 件の文献を一次スクリーニング採用論文とした。

CINAHL（検索日　2017 年 10 月 17 日）

S1　((MH "Communication+") OR TI communication OR AB communication OR TI disclosure OR AB disclosure OR TI conversation OR AB conversation OR TI "bad news" OR AB "bad news" OR (MH "Professional-Patient Relations+") OR (MH "Adaptation, Psychological+") OR (MM "Patient Compliance") OR (MH "Treatment Refusal") OR (MH "Consumer Participation") OR (MH "Patient Dropouts") OR (MH "Patient Satisfaction") OR "Patient Preference" OR information*) AND (MH "Neoplasms+" OR MH "Oncology+" OR TI oncology OR AB oncology OR TI cancer OR AB cancer OR advanced illness* OR "terminally ill" OR serious illness* OR "seriously ill" OR "severely ill") AND ((TI decision AND (TI aid* OR TI tool*)) OR MH "decision support techniques") AND (prognos* OR outcome*

OR therapy OR treatment* OR chemotherapy)⸺⸺⸺⸺⸺16 件
検索の結果得られた 16 件の文献のうち，題名・抄録をレビューした結果，二次スクリーニングに採用した文献はなかった。

The Cochrane Library（検索日　2017 年 9 月 13 日）

#1　cancer or neoplasm or carcinoma: ti,ab,kw　（Word variations have been searched）
⸺⸺⸺⸺⸺⸺⸺⸺⸺120,998 件

#2　decision aid: ti,ab,kw　（Word variations have been searched）⸺⸺⸺651 件

#3　communication or support or information: ti,ab,kw　（Word variations have been searched）
⸺⸺⸺⸺⸺⸺⸺⸺⸺116,739 件

#4　#1 and #2 and #3⸺⸺⸺⸺⸺⸺⸺⸺196 件

#5　decision aid: ti　（Word variations have been searched）⸺⸺⸺390 件

#6　#1 and #5 and #3⸺⸺⸺⸺⸺⸺⸺⸺132 件

#7　advanced or terminal or critical: ti,ab,kw　（Word variations have been searched）⸺59,796 件

#8　#6 and #7⸺⸺⸺⸺⸺⸺⸺⸺⸺10 件

#9　#1 and #5 and #7⸺⸺⸺⸺⸺⸺⸺10 件

#10　advanced or terminal or critical or serious: ti,ab,kw　（Word variations have been searched）
⸺⸺⸺⸺⸺⸺⸺⸺⸺84,574 件

#11　#1 and #5 and #10⸺⸺⸺⸺⸺⸺⸺12 件

検索の結果得られた 12 件の文献のうち，題名・抄録をレビューした結果，二次スクリーニングに採用した文献はなかった。

PsycINFO（検索日　2017 年 10 月 20 日）

S1　TI conversation OR AB conversation OR TI "bad news" OR AB "bad news"⸺27,149 件

S2　TI communication OR AB communication OR TI disclosure OR AB disclosure⸺160,109 件

S3　DE "Communication" OR DE "Interpersonal Communication" OR DE "Nonverbal Communication" OR DE "Persuasive Communication" OR DE "Verbal Communication" OR DE "Communication Skills" OR DE "Communication Skills Training" OR DE "Emotional Content" OR DE "Information" OR DE "Information Dissemination" OR DE "Knowledge Transfer" OR DE "Messages"⸺104,157 件

S4　TX "Patient Relation*"⸺⸺⸺⸺⸺⸺28,880 件

S5　DE "Emotional Adjustment" OR DE "Emotional Control" OR DE "Identity Crisis"
⸺⸺⸺⸺⸺⸺⸺⸺⸺19,830 件

S6　DE "Treatment Compliance"⸺⸺⸺⸺⸺⸺13,456 件

S7　DE "Treatment Refusal"⸺⸺⸺⸺⸺⸺⸺2,039 件

S8　DE "Client Participation"⸺⸺⸺⸺⸺⸺⸺1,791 件

S9　DE "Treatment Dropouts"⸺⸺⸺⸺⸺⸺⸺2,305 件

S10　DE "Client Satisfaction"⸺⸺⸺⸺⸺⸺⸺4,959 件

S11　TX "Patient Preference" OR TX information*⸺⸺⸺⸺⸺839,824 件

S12　S1 OR S2 OR S3 OR S4 OR S5 OR S6 OR S7 OR S8 OR S9 OR S10 OR S11⸺1,043,377 件

S13　TI cancer OR AB cancer⸺⸺⸺⸺⸺⸺⸺52,019 件

S14　TX advanced illness*⸺⸺⸺⸺⸺⸺⸺⸺374 件

S15　TX "terminally ill" OR serious illness* OR "seriously ill" OR "severely ill"⸺14,239 件

S16　DE "Neoplasms" OR DE "Benign Neoplasms" OR DE "Breast Neoplasms" OR DE "Endocrine Neoplasms" OR DE "Leukemias" OR DE "Melanoma" OR DE "Metastasis" OR DE "Nervous System Neoplasms" OR DE "Terminal Cancer"⸺⸺⸺⸺⸺45,105 件

S17　DE "Oncology"⸺⸺⸺⸺⸺⸺⸺⸺⸺3,490 件

S18　TX TI oncology OR AB oncology⸺⸺⸺⸺⸺⸺5,771 件

S19　S13 OR S14 OR S15 OR S16 OR S17 OR S18⋯⋯⋯⋯⋯⋯⋯⋯⋯⋯⋯⋯⋯⋯⋯72,481 件

S20　TI decision AND（TI aid* OR TI tool*）⋯⋯⋯⋯⋯⋯⋯⋯⋯⋯⋯⋯⋯⋯⋯⋯⋯⋯970 件

S21　S20 OR S21⋯⋯⋯⋯⋯⋯⋯⋯⋯⋯⋯⋯⋯⋯⋯⋯⋯⋯⋯⋯⋯⋯⋯⋯⋯⋯⋯⋯⋯⋯⋯1,013 件

S22　TX prognos* OR outcome* OR therapy OR treatment* OR chemotherapy⋯⋯⋯1,218,981 件

S23　（TX prognos* OR outcome* OR therapy OR treatment* OR chemotherapy）AND（S12 AND S19 AND S21 AND S22）⋯⋯⋯⋯⋯⋯⋯⋯⋯⋯⋯⋯⋯⋯⋯⋯⋯⋯⋯⋯⋯⋯⋯⋯⋯⋯83 件

S24　Limiters – Published Date：–20170331⋯⋯⋯⋯⋯⋯⋯⋯⋯⋯⋯⋯⋯⋯⋯⋯⋯⋯⋯80 件

検索の結果得られた 80 件の文献のうち，題名・抄録をレビューした結果，二次スクリーニングに採用した文献はなかった。

医中誌 Web（検索日　2017 年 9 月 2 日）

#1　（（（（（（（（腫瘍/TH or がん/AL）or（腫瘍/TH or ガン/AL）or（腫瘍/TH or 癌/AL）or（腫瘍/TH or 腫瘍/AL））and（医療従事者-患者関係/TH）and（（支援/AL or 援助/AL or（情報サービス/TH or 情報提供/AL）or（コミュニケーション/TH or コミュニケーション/AL））and（（意思決定/TH or 意思決定/AL））））or（（（腫瘍/TH or がん/AL）or（腫瘍/TH or ガン/AL）or（腫瘍/TH or 癌/AL）or（腫瘍/TH or 腫瘍/AL））and（（医療従事者-患者関係/TH）or（支援/AL or 援助/AL or（情報サービス/TH or 情報提供/AL）or（コミュニケーション/TH or コミュニケーション/AL）））and（（意思決定ツール/AL or 意思決定ガイド/AL）or（@意思決定支援技法/TH）or（“decision aid”/AL or デシジョンエイド/AL）））））and（CK=ヒト）））and（PT= 会議録除く）⋯⋯⋯⋯⋯⋯⋯⋯⋯⋯⋯⋯⋯⋯⋯176 件

検索の結果得られた 176 件の文献のうち，題名・抄録をレビューした結果，二次スクリーニングに採用した文献はなかった。

［二次スクリーニング］

一次スクリーニングで採用した 63 件の文献のうち，フルテキスト精読の結果，11 件を採用した。また，一次スクリーニング採用論文 63 件のうち，Decision Aids（DA）に関するシステマティックレビュー（SR）論文が 13 件，総説が 2 件あったが，がん以外の疾患に対する DA も含まれており，各 SR 論文，総説で採用された文献を検討，本臨床疑問の PICO に当てはまる論文をハンドサーチし，重複したものを取り除いて 8 件を採用，最終的に 19 件の論文を二次スクリーニング採用論文とした。

臨床疑問 3 （P64）
医師ががんに関連する重要な話し合いのコミュニケーション技術研修（CST）を受けることは推奨されるか？

［一次スクリーニング］

PubMed（検索日　2017 年 9 月 27 日）

#1　（（（（（（（（cancer[tw] OR Neoplasms[Mesh] OR oncology[tw] OR Medical Oncology[Mesh]）））AND（（Physicians [Mesh] OR physician [tiab] OR physicians [tiab] OR doctor [tiab] OR doctors [tiab] OR resident [tiab] OR residents [tiab] OR “Internship and Residency”[Mesh] OR oncologist* [tiab] OR “Patient Care Team”[Mesh]）））AND（（Communication [Mesh] OR communication* [tiab] OR conversation [tiab] OR consult* [tiab] OR “Social Skills” [Mesh] OR “Patient Care” [Mesh] OR “Physician–Patient Relations” [Mesh]）））AND（（training* [tiab] OR “Patient Simulation” [Mesh] OR “Role Playing” [Mesh] OR “communication skill training” [tiab] OR “communication skills training” [tiab] OR “Education, Medical” [Mesh]）））AND（（Randomized Controlled Trial [pt] OR Controlled Clinical Trial [pt] OR randomized [tiab] OR randomised [tiab] OR randomly [tiab] OR trial [tiab] OR trials [tiab]）））AND 0001/01/01 [dp]：2017/03/31 [dp]⋯⋯⋯⋯⋯⋯⋯ 227 件

検索の結果得られた227件の文献のうち，題名・抄録のレビューにより29件の文献を二次スクリーニングに採用した。

CINAHL（検索日　2017年11月16日）

S1 （MH "Neoplasms+"）OR（MH "Oncology+"）OR（TI cancer or AB cancer）
………………………………………………471,006件

S2 （MH "Physicians+"）OR（TI physician* OR AB physician*）OR（TI doctor* OR AB doctor*）
………………………………………………192,908件

S3 （MH "Communication Skills"）OR（TI communication or AB communication）OR（TI conversation or AB conversation）OR（TI consultation or AB consultation）OR（MH "Physician-Patient Relations"）OR（TX "physician-patient"）OR（TX "doctor-patient"）OR（TX "oncologist-patient"）………………………………………………122,540件

S4 （TI training or AB training）OR（TX "communication skill training"）OR（TX "communication skills training"）………………………………………………127,444件

S5 S1 AND S2 AND S3 AND S4………………………………………………323件

S6 （MH "Clinical Trials+"）OR（MH "Medical Practice, Evidence-Based"）OR（TX random*）OR（TX trial*）………………………………………………664,836件

S7 S5 AND S6………………………………………………110件

S8 S5 AND S6
MEDLINEレコードを除外………………………………………………12件

検索の結果得られた12件の文献のうち，題名・抄録のレビューにより3件の文献を二次スクリーニングに採用した。この3件はいずれもPubMedと重複していた。

The Cochrane Library（検索日　2017年11月6日）

#1 neoplasm*: ti,ab,kw （Word variations have been searched）………………………………………………65,145件

#2 cancer: ti,ab,kw （Word variations have been searched）………………………………………………98,945件

#3 oncology: ti,ab,kw （Word variations have been searched）………………………………………………16,117件

#4 #1 or #2 or #3………………………………………………121,315件

#5 communication: ti,ab,kw （Word variations have been searched）………………………………………………11,158件

#6 conversation: ti,ab,kw （Word variations have been searched）………………………………………………674件

#7 consult*: ti,ab,kw （Word variations have been searched）………………………………………………9,845件

#8 "social skill": ti,ab,kw （Word variations have been searched）………………………………………………823件

#9 physician-patient: ti,ab,kw （Word variations have been searched）………………………………………………1,789件

#10 doctor-patient: ti,ab,kw （Word variations have been searched）………………………………………………5,234件

#11 oncologist-patient: ti,ab,kw （Word variations have been searched）………………………………………………43件

#12 #5 or #6 or #7 or #8 or #9 or #10 or #11………………………………………………26,206件

#13 training*: ti,ab,kw （Word variations have been searched）………………………………………………46,800件

#14 "communication skill training": ti,ab,kw （Word variations have been searched）………………………………………………212件

#15 "patient simulation": ti,ab,kw （Word variations have been searched）………………………………………………489件

#16 "role playing": ti,ab,kw （Word variations have been searched）………………………………………………738件

#17 #13 or #14 or #15 or #16………………………………………………47,519件

#18 #4 and #12 and #17………………………………………………328件

#19 #18 not pubmed: an in Trials………………………………………………142件

検索の結果得られた142件の文献のうち，題名・抄録のレビューにより11件の文献を二次スクリーニングに採用した。この11件はいずれもPubMedと重複していた。

PsycINFO（検索日　2017年11月16日）

S1 （SU Neoplasms）OR（DE Oncology）OR（TI cancer or AB cancer）………………………………………………69,339件

S2　（SU Physicians）OR（TI physician* OR AB physician*）OR（TI doctor* OR AB doctor*）
　　　　　　　　　　　　　　　　　　　　　　　　　　　　　　　　　　　　101,091 件

S3　（SU Interpersonal Communication）OR（SU Therapeutic Processes）OR（SU Communication Skills）OR（TI communication or AB communication）OR（TI conversation or AB conversation）OR（TI consultation or AB consultation）OR（TX "physician-patient"）OR（TX "doctor-patient"）OR（TX "oncologist-patient"）　　　　　　　　　　　　224,425 件

S4　（DE Communication Skills Training）OR（TI training or AB training）OR（TX "communication skills training"）　　　　　　　　　　　　　　　　　　　　　　230,941 件

S5　S1 AND S2 AND S3 AND S4C13　　　　　　　　　　　　　　　　　　　　322 件

S6　（DE Clinical Trials）OR（DE Evidence Based Practice）OR（TX random*）OR（TX trial*）
　　　　　　　　　　　　　　　　　　　　　　　　　　　　　　　　　　　308,170 件

S7　S5 AND S6　　　　　　　　　　　　　　　　　　　　　　　　　　　　　60 件

検索の結果得られた 60 件の文献のうち，題名・抄録のレビューにより 6 件の文献を二次スクリーニングに採用した。この 6 件はいずれも PubMed と重複していた。

医中誌 Web（検索日　2017 年 10 月 3 日）

#1　がん/AL or ガン/AL or 癌/AL or 腫瘍/AL or 腫瘍/TH or オンコロジー/AL　　　　2,094,329 件

#2　医師/AL or 医者/AL or 医師/TH or 研修医/AL or 医師臨床研修/TH or 内科医/AL or 専門医/AL or チーム医療/AL or チーム医療/TH　　　　　　　　　　　　　　450,408 件

#3　コミュニケーション/AL or コミュニケーション/TH or 疎通/AL or 会話/AL or 相談/AL or 伝え方/AL or 医師-患者関係/TH　　　　　　　　　　　　　　　　　　179,599 件

#4　トレーニング/AL or ロールプレイ/AL or CST/AL or スキル/AL or 実技演習/TH or 医学教育/TH　　　　　　　　　　　　　　　　　　　　　　　　　　　　　　92,325 件

#5　#1 and #2 and #3 and #4　　　　　　　　　　　　　　　　　　　　　　180 件

#6　#5 and（PT= 会議録除く）　　　　　　　　　　　　　　　　　　　　　165 件

#7　#6 and（PT= 原著論文,総説,レター）　　　　　　　　　　　　　　　　　23 件

#8　#7 and（PDAT=//: 2017/03/31）　　　　　　　　　　　　　　　　　　22 件

検索の結果得られた 22 件の文献のうち，題名・抄録をレビューした結果，二次スクリーニングに採用した文献はなかった。

［二次スクリーニング］

一次スクリーニングで採用した 29 件の文献のうち，フルテキスト精読の結果，11 件を採用した。

臨床疑問 4（P71）
看護師ががんに関連する重要な話し合いのコミュニケーション技術研修（CST）を受けることは推奨されるか？

［一次スクリーニング］

PubMed（検索日　2017 年 9 月 27 日）

#1　（（（（（（（（（cancer[tw] OR Neoplasms[Mesh] OR oncology[tw] OR Medical Oncology[Mesh]））） AND（（Nurses [Mesh] OR nurse [tiab] OR nurses [tiab] OR caregiver [tw] OR caregivers [tw] OR "Patient Care Team" [Mesh]））） AND（（Communication [Mesh] OR communication* [tiab] OR conversation[tiab] OR consult* [tiab] OR "Social Skills" [Mesh] OR "Patient Care" [Mesh] OR "Nurse-Patient Relations" [Mesh]））） AND（（training* [tiab] OR "Patient Simulation" [Mesh] OR "Role Playing" [Mesh] OR "communication skill training" [tiab] OR "communication skills training" [tiab] OR "Education, Nursing" [Mesh]））） AND（（Randomized Controlled Trial [pt] OR Controlled Clinical Trial [pt] OR randomized [tiab] OR ran-

IV 章

資 料

domised［tiab］OR randomly［tiab］OR trial［tiab］OR trials［tiab］）））AND 0001/01/01
［dp］: 2017/03/31［dp］ ·······142 件

検索の結果得られた 142 件の文献のうち，題名・抄録のレビューにより 20 件の文献を二次スクリーニングに採用した。

CINAHL（検索日　2017 年 9 月 27 日）

S1　（MH "Neoplasms+"）OR（MH "Oncology+"）OR（TI cancer or AB cancer）
·······471,006 件

S2　（MH "Nurses+"）OR（TI nurs* OR AB nurs*）·······514,992 件

S3　（MH "Communication Skills"）OR（TI communication or AB communication）OR（TI conversation or AB conversation）OR（TI consultation or AB consultation）OR（MH "Nurse-Patient Relations"）OR（TX "nurse-patient"）·······125,144 件

S4　（TI training or AB training）OR（TX "communication skill training"）OR（TX "communication skills training"）·······127,444 件

S5　S1 AND S2 AND S3 AND S4·······218 件

S6　（MH "Clinical Trials+"）OR（MH "Nursing Practice, Evidence-Based+"）OR（TX random*）OR（TX trial*）·······656,459 件

S7　S5 AND S6·······70 件

S8　S5 AND S6
　　MEDLINE レコードを除外·······18 件

検索の結果得られた 18 件の文献のうち，題名・抄録をレビューした結果，二次スクリーニングに採用した文献はなかった。

The Cochrane Library（検索日　2017 年 9 月 27 日）

#1　neoplasm*: ti,ab,kw　（Word variations have been searched）·······65,145 件

#2　cancer: ti,ab,kw　（Word variations have been searched）·······98,945 件

#3　oncology: ti,ab,kw　（Word variations have been searched）·······16,117 件

#4　#1 or #2 or #3·······121,315 件

#5　communication: ti,ab,kw　（Word variations have been searched）·······11,158 件

#6　conversation: ti,ab,kw　（Word variations have been searched）·······674 件

#7　consult*: ti,ab,kw　（Word variations have been searched）·······9,845 件

#8　"social skill": ti,ab,kw　（Word variations have been searched）·······823 件

#9　nurse-patient: ti,ab,kw　（Word variations have been searched）·······1,251 件

#10　#5 or #6 or #7 or #8 or #9·······22,335 件

#11　training*: ti,ab,kw　（Word variations have been searched）·······46,800 件

#12　"communication skill training": ti,ab,kw　（Word variations have been searched）·······212 件

#13　"patient simulation": ti,ab,kw　（Word variations have been searched）·······489 件

#14　"role playing": ti,ab,kw　（Word variations have been searched）·······738 件

#15　#11 or #12 or #13 or #14·······47,519 件

#16　#4 and #10 and #15·······315 件

#17　#16 not pubmed: an in Trials·······125 件

検索の結果得られた 125 件の文献のうち，題名・抄録をレビューした結果，二次スクリーニングに採用した文献はなかった。

PsycINFO（検索日　2017 年 9 月 27 日）

S1　（SU Neoplasms）OR（DE Oncology）OR（TI cancer or AB cancer）·······69,339 件

S2　（SU Nurses）OR（TI nurs* OR AB nurs*）·······90,480 件

S3　（SU Interpersonal Communication）OR（SU Therapeutic Processes）OR（SU Communication

Skills）OR（TI communication or AB communication）OR（TI conversation or AB conversation）OR（TI consultation or AB consultation）OR（TX "nurse–patient"）·············219,285 件

S4　（DE Communication Skills Training）OR（TI training or AB training）OR（TX "communication skills training"）···230,941 件

S5　S1 AND S2 AND S3 AND S4··145 件

S6　S1 AND S2 AND S3（DE Clinical Trials）OR（DE Evidence Based Practice）OR（TX random*）OR（TX trial*）··308,170 件

S7　S5 AND S6···28 件

検索の結果得られた 28 件の文献のうち，題名・抄録のレビューにより 8 件の文献を二次スクリーニングに採用した（うち 6 件（Fukui 2008, Fukui 2009, Fukui 2011, Henoch 2013, Uitterhoeve 2010, Wilkinson 2008）は PubMed と重複）。

医中誌 Web（検索日　2017 年 9 月 27 日）

#1　がん/AL or ガン/AL or 癌/AL or 腫瘍/AL or 腫瘍/TH or オンコロジー/AL·········2,094,329 件

#2　看護師/AL or 看護職/TH or 介護士/AL or 介護師/AL or 介護者/TH or チーム医療/AL or チーム医療/TH··226,445 件

#3　コミュニケーション/AL or コミュニケーション/TH or 疎通/AL or 会話/AL or 相談/AL or 伝え方/AL or 看護職-患者関係/TH··185,725 件

#4　トレーニング/AL or ロールプレイ/AL or CST/AL or スキル/AL or 実技演習/TH or 看護教育/TH···114,763 件

#5　#1 and #2 and #3 and #4···96 件

#6　#5 and（PT= 会議録除く）··84 件

#7　#6 and（PT= 原著論文,総説,レター）···28 件

#8　#7 and（PDAT=//: 2017/03/31）···25 件

検索の結果得られた 25 件の文献のうち，題名・抄録をレビューした結果，二次スクリーニングに採用した文献はなかった。

［二次スクリーニング］
一次スクリーニングで採用した 22 件の文献のうち，フルテキスト精読の結果，9 件を採用した。

臨床疑問 5 （P84）
根治不能のがん患者に対して抗がん治療の話をするのに，「根治不能である」ことを患者が認識できるようはっきりと伝えることは推奨されるか？

［一次スクリーニング］

PubMed（検索日　2017 年 9 月 16 日）

#1　Search cancer［TIAB］OR Neoplasms［MH］OR oncology［TW］······························3,313,740 件

#2　Search Communication［MH］OR communication*［TIAB］OR disclosure［TIAB］OR conversation［TIAB］OR "bad news"［TIAB］OR "Professional–Patient Relations"［MH］OR "Patient Acceptance of Health Care"［MH］OR "Adaptation, Psychological"［Mesh］···956,938 件

#3　Search incurable［TIAB］OR "advanced cancer"［TIAB］OR terminal［TW］···412,342 件

#4　Search #4 AND #8 AND #12···3,528 件

#5　Search（randomized controlled trial［pt］OR controlled clinical trial［pt］OR randomized［tiab］OR placebo［tiab］OR clinical trials as topic［mesh: noexp］OR randomly［tiab］OR trial［ti］NOT（animals［mh］NOT humans［mh］））································1,024,430 件

#6	Search cohort［TW］OR assess＊［TW］	2,943,087 件
#7	Search #25 OR #32	3,662,552 件
#8	Search #13 AND #33	998 件
#9	Search #34 AND 0001/01/01［DP］：2017/03/31［DP］	985 件
#10	Search therapy［SH］	6,262,499 件
#11	Search #35 AND #36	610 件

検索の結果得られた 610 件の文献のうち，題名・抄録のレビューにより 14 件の文献を二次スクリーニングに採用した。

CINAHL（検索日　2017 年 9 月 29 日）

S1	（MH "Neoplasms+"）OR（MH "Oncology+"）OR TI oncology OR AB oncology OR TI cancer OR AB cancer	471,908 件
S2	（MH "Communication+"）OR TI communication OR AB communication OR TI disclosure OR AB disclosure OR TI conversation OR AB conversation OR TI "bad news" OR AB "bad news" OR（MH "Professional-Patient Relations+"）OR（MH "Adaptation, Psychological+"）OR（MM "Patient Compliance"）OR（MH "Treatment Refusal"）OR（MH "Consumer Participation"）OR（MH "Patient Dropouts"）OR（MH "Patient Satisfaction"）OR "Patient Preference"	378,643 件
S3	TI incurable OR AB incurable OR TI "advanced cancer" OR AB "advanced cancer" OR TX terminal	52,195 件
S4	S1 AND S2 AND S3	1,927 件
S5	（（MH "Clinical Trials+"）OR PT Clinical trial OR TX clinic＊ n1 trial＊ OR TX（（singl＊ n1 blind＊）or（singl＊ n1 mask＊））OR TX（（doubl＊ n1 blind＊）or（doubl＊ n1 mask＊））OR TX（（tripl＊ n1 blind＊）or（tripl＊ n1 mask＊））OR TX（（trebl＊ n1 blind＊）or（trebl＊ n1 mask＊））OR TX randomi＊ control＊ trial＊ OR（MH "Random Assignment"）OR TX random＊ allocat＊ OR TX placebo＊ OR（MH "Placebos"）OR（MH "Quantitative Studies"）OR TX allocat＊ random＊）OR（TX cohort OR TX assess＊?）	1,883,885 件
S6	"therapy"	1,031,966 件
S7	S4 AND S5 AND S6	380 件
S8	S7	59 件

検索の結果得られた 59 件の文献のうち，題名・抄録をレビューした結果，二次スクリーニングに採用した文献はなかった。

The Cochrane Library（検索日　2017 年 9 月 29 日）

#1	neoplasm＊: ti,ab,kw　（Word variations have been searched）	62,859 件
#2	cancer: ti,ab,kw　（Word variations have been searched）	98,372 件
#3	oncology: ti,ab,kw　（Word variations have been searched）	15,838 件
#4	#1 or #2 or #3	120,540 件
#5	communication: ti,ab,kw　（Word variations have been searched）	10,967 件
#6	disclosure: ti,ab,kw　（Word variations have been searched）	1,887 件
#7	conversation: ti,ab,kw　（Word variations have been searched）	665 件
#8	bad news: ti,ab,kw　（Word variations have been searched）	73 件
#9	physician-patient: ti,ab,kw or doctor-patient: ti,ab,kw or oncologist-patient: ti,ab,kw or nurse-patient: ti,ab,kw or compliance: ti,ab,kw or "treatment refusal": ti,ab,kw or "consumer participation": ti,ab,kw or "patient dropout": ti,ab,kw or "patient satisfaction": ti,ab,kw or "patient preference": ti,ab,kw	54,186 件
#10	#5 or #6 or #7 or #8 or #9	64,664 件
#11	incurable: ti,ab,kw　（Word variations have been searched）	434 件

#12　advanced cancer: ti,ab,kw　(Word variations have been searched)‥‥‥‥‥‥3,939 件

#13　terminal: ti,ab,kw　(Word variations have been searched)‥‥‥‥‥‥‥‥‥6,815 件

#14　#11 or #12 or #13‥‥‥‥‥‥‥‥‥‥‥‥‥‥‥‥‥‥‥‥‥‥‥‥‥‥‥11,021 件

#15　#4 and #10 and #14‥‥‥‥‥‥‥‥‥‥‥‥‥‥‥‥‥‥‥‥‥‥‥‥‥‥443 件

#16　therapy‥‥‥‥‥‥‥‥‥‥‥‥‥‥‥‥‥‥‥‥‥‥‥‥‥‥‥‥‥‥‥515,500 件

#17　#15 and #16‥‥‥‥‥‥‥‥‥‥‥‥‥‥‥‥‥‥‥‥‥‥‥‥‥‥‥‥‥‥356 件

#18　#17 not pubmed: an in Trials‥‥‥‥‥‥‥‥‥‥‥‥‥‥‥‥‥‥‥‥‥‥‥187 件

検索の結果得られた 187 件の文献のうち，題名・抄録のレビューにより 1 件の文献を二次スクリーニングに採用した。

PsycINFO（検索日　2017 年 10 月 5 日）

S1　DE "Neoplasms" OR DE "Benign Neoplasms" OR DE "Breast Neoplasms" OR DE "Endocrine Neoplasms" OR DE "Leukemias" OR DE "Melanoma" OR DE "Metastasis" OR DE "Nervous System Neoplasms" OR DE "Terminal Cancer"‥‥‥‥‥‥‥‥‥‥‥45,045 件

S2　DE "Oncology" OR TI oncolog* OR AB oncolog*‥‥‥‥‥‥‥‥‥‥‥‥7,874 件

S3　TI cancer OR AB cancer‥‥‥‥‥‥‥‥‥‥‥‥‥‥‥‥‥‥‥‥‥‥‥51,911 件

S4　S1 OR S2 OR S3‥‥‥‥‥‥‥‥‥‥‥‥‥‥‥‥‥‥‥‥‥‥‥‥‥‥‥60,647 件

S5　DE "Communication" OR DE "Interpersonal Communication" OR DE "Nonverbal Communication" OR DE "Persuasive Communication" OR DE "Verbal Communication" OR DE "Communication Skills" OR DE "Communication Skills Training" OR DE "Emotional Content" OR DE "Information" OR DE "Information Dissemination" OR DE "Knowledge Transfer" OR DE "Messages"‥‥‥‥‥‥‥‥‥‥‥‥‥‥‥‥‥‥‥‥‥‥‥‥‥‥‥104,028 件

S6　TI communication OR AB communication OR TI disclosure OR AB disclosure‥‥‥159,742 件

S7　TI conversation OR AB conversation OR TI "bad news" OR AB "bad news"‥‥‥27,079 件

S8　TI incurable OR AB incurable OR TI "advanced cancer" OR AB "advanced cancer" OR TX terminal‥‥‥‥‥‥‥‥‥‥‥‥‥‥‥‥‥‥‥‥‥‥‥‥‥‥‥26,596 件

S9　DE "Clinical Trials" OR DE "Evidence Based Practice" OR DE "Treatment Effectiveness Evaluation"‥‥‥‥‥‥‥‥‥‥‥‥‥‥‥‥‥‥‥‥‥‥‥‥‥‥‥45,291 件

S10　TX "double-blind" OR TX "random* assigned" OR TX control‥‥‥‥‥‥‥581,597 件

S11　TX cohort OR TX assess*‥‥‥‥‥‥‥‥‥‥‥‥‥‥‥‥‥‥‥‥‥‥805,895 件

S12　S9 OR S10 OR S11‥‥‥‥‥‥‥‥‥‥‥‥‥‥‥‥‥‥‥‥‥‥‥‥‥1,256,938 件

S13　TI doctor-patient OR AB doctor-patient OR TI oncologist-patient OR AB oncologist-patient OR TI nurse-patient OR AB nurse-patient‥‥‥‥‥‥‥‥‥‥‥‥‥3,841 件

S14　S5 OR S6 OR S7 OR S13‥‥‥‥‥‥‥‥‥‥‥‥‥‥‥‥‥‥‥‥‥240,902 件

S15　S4 AND S8 AND S14‥‥‥‥‥‥‥‥‥‥‥‥‥‥‥‥‥‥‥‥‥‥‥‥‥554 件

S16　S12 AND S15‥‥‥‥‥‥‥‥‥‥‥‥‥‥‥‥‥‥‥‥‥‥‥‥‥‥‥‥‥210 件

検索の結果得られた 210 件の文献のうち，題名・抄録をレビューした結果，二次スクリーニングに採用した文献はなかった。

医中誌 Web（検索日　2017 年 10 月 9 日）

#1　がん/TA or ガン/TA and or 癌/TA or 腫瘍/TA or 腫瘍/TH or オンコロジ/TA
‥‥‥‥‥‥‥‥‥‥‥‥‥‥‥‥‥‥‥‥‥‥‥‥‥‥‥‥‥‥‥‥‥‥2,004,986 件

#2　治療の差し控え/TH or ターミナルケア/TH or 末期患者/TH or 進行/TA or 再発/TA or 不能/TA or 不良/TA‥‥‥‥‥‥‥‥‥‥‥‥‥‥‥‥‥‥‥‥‥‥‥‥423,223 件

#3　コミュニケーション/AL or コミュニケーション/TH or 疎通/TA or 会話/TA or 相談/AL or 伝え方/TA or 医療従事者-患者関係/TH or 回示/TA or 公表/TA or 真実の回示/TH or 宣告/TA or 告知/TA or "bad news"/TA or 悪い知らせ/TA‥‥‥‥‥‥205,712 件

#4　#1 and #2 and #3‥‥‥‥‥‥‥‥‥‥‥‥‥‥‥‥‥‥‥‥‥‥‥‥‥3,100 件

Ⅳ章

資　料

#5 （#4）and（PT= 会議録除く）……………………………………………………………2,297 件

#6 （#5）and（RD= メタアナリシス,ランダム化比較試験,比較研究,診療ガイドライン）………97 件

#7 データ収集/TH……………………………………………………………………………608,957 件

#8 #5 and #7……………………………………………………………………………………567 件

#9 （#8）and（PT= 原著論文）…………………………………………………………………446 件

#10 根治不能/TA……………………………………………………………………………………134 件

#11 #9 and #10………………………………………………………………………………………1 件

#12 #6 or #11…………………………………………………………………………………………98 件

#13 #5 and #10…………………………………………………………………………………………4 件

#14 #6 or #13………………………………………………………………………………………101 件

#15 （#14）and（PDAT=//: 2017/03/31）…………………………………………………………100 件

検索の結果得られた 100 件の文献のうち，題名・抄録をレビューした結果，二次スクリーニングに採用した文献はなかった。

［二次スクリーニング］

一次スクリーニングで採用した 15 件の文献のうち，フルテキスト精読の結果，5 件を採用した。

臨床疑問 6（P91）

抗がん治療を継続することが推奨できない患者に対して，今後抗がん治療を行わないことを伝える際に「もし，状況が変われば治療ができるかもしれない」と伝えることは推奨されるか？

［一次スクリーニング］

PubMed（検索日　2017 年 9 月 14 日）

#1 cancer［TIAB］OR Neoplasms［MH］OR oncology［TW］……………………………3,312,526 件

#2 psychology［SH］…………………………………………………………………………891,256 件

#3 Communication［MH］OR communication*［TIAB］OR disclosure［TIAB］OR conversation［TIAB］OR "bad news"［TIAB］OR "Professional-Patient Relations"［MH］OR "Patient Acceptance of Health Care"［MH］OR "Adaptation, Psychological"［Mesh］……………956,543 件

#4 "Life Expectancy"［TW］OR Prognosis［MH］…………………………………………1,381,435 件

#5 #1 AND #2 AND #3 AND #4……………………………………………………………………2,767 件

#6 Withholding Treatment"［MH］………………………………………………………………13,803 件

#7 Cessation［TIAB］…………………………………………………………………………………63,595 件

#8 optimis*［TW］……………………………………………………………………………………39,683 件

#9 #6 OR #7 OR #8………………………………………………………………………………116,546 件

#10 #5 AND #9…………………………………………………………………………………………116 件

#11 #10 AND 0001/01/01［DP］: 2017/03/31［DP］………………………………………………115 件

検索の結果得られた 115 件の文献のうち，題名・抄録のレビューにより 2 件の文献を二次スクリーニングに採用した。

CINAHL（検索日　2017 年 10 月 9 日）

S1 （MH "Neoplasms+"）OR（MH "Oncology+"）OR TI oncology OR AB oncology OR TI cancer OR AB cancer……………………………………………………………………………………473,518 件

S2 （MH "Communication+"）OR TI communication OR AB communication OR TI disclosure OR AB disclosure OR TI conversation OR AB conversation OR TI "bad news" OR AB "bad news" OR（MH "Professional-Patient Relations+"）OR（MH "Adaptation, Psychological+"）OR（MM "Patient Compliance"）OR（MH "Treatment Refusal"）OR（MH "Consumer Participation") OR（MH "Patient Dropouts"）OR（MH "Patient Satisfaction"）OR "Patient Preference"⋯⋯⋯⋯⋯⋯⋯⋯⋯⋯⋯⋯⋯⋯⋯⋯⋯⋯⋯⋯⋯⋯⋯⋯⋯⋯⋯⋯⋯⋯⋯⋯⋯⋯⋯⋯⋯379,619 件

S3	（MH "Psychology+"）	18,152 件
S4	（MH "Life Expectancy"）OR TX "life expectacy"	5,549 件
S5	（MH "Prognosis+"）	308,878 件
S6	S4 OR S5	314,050 件
S7	S1 AND S2 AND S3 AND S6	5 件
S8	S1 AND S2 AND S6	1,889 件
S9	"Withholding Treatment"	74 件
S10	TI Cessation OR AB Cessation	16,477 件
S11	TX optimis*	34,379 件
S12	S3 OR S9 OR S10 OR S11	68,584 件
S13	S8 AND S12	64 件
S14	S13	3 件

検索の結果得られた 3 件の文献のうち，題名・抄録をレビューした結果，二次スクリーニングに採用した文献はなかった。

The Cochrane Library（検索日　2017 年 10 月 10 日）

#1	neoplasm*: ti,ab,kw	62,863 件
#2	cancer: ti,ab,kw	98,374 件
#3	oncology: ti,ab,kw	15,838 件
#4	#1 or #2 or #3	120,542 件
#5	communication: ti,ab,kw	10,967 件
#6	disclosure: ti,ab,kw	1,887 件
#7	conversation: ti,ab,kw	665 件
#8	bad news: ti,ab,kw	73 件
#9	physician-patient: ti,ab,kw or doctor-patient: ti,ab,kw or oncologist-patient: ti,ab,kw or nurse-patient: ti,ab,kw or compliance: ti,ab,kw or "treatment refusal": ti,ab,kw or "consumer participation": ti,ab,kw or "patient dropout": ti,ab,kw or "patient satisfaction": ti,ab,kw or "patient preference": ti,ab,kw	54,187 件
#10	#5 or #6 or #7 or #8 or #9	64,665 件
#11	Life Expectancy: ti,ab,kw	1,628 件
#12	prognosis: ti,ab,kw	25,337 件
#13	#11 or #12	26,824 件
#14	#4 and #10 and #13	450 件
#15	Withholding: ti,ab,kw	1,130 件
#16	Cessation: ti,ab,kw	11,064 件
#17	optimis*: ti,ab,kw	2,475 件
#18	#15 or #16 or #17	14,577 件
#19	#14 and #18	18 件
#20	#19 not pubmed: an in Trials	8 件
#21	#14 in Trials	434 件
#22	#21 not pubmed: an in Trials	187 件

検索の結果得られた 187 件の文献のうち，題名・抄録をレビューした結果，二次スクリーニングに採用した文献はなかった。

PsycINFO（検索日　2017 年 10 月 9 日）

S1　　DE "Neoplasms" OR DE "Benign Neoplasms" OR DE "Breast Neoplasms" OR DE "Endocrine

Neoplasms" OR DE "Leukemias" OR DE "Melanoma" OR DE "Metastasis" OR DE "Nervous System Neoplasms" OR DE "Terminal Cancer"·······45,060 件

S2　DE "Oncology" OR TI oncolog* OR AB oncolog*·······7,875 件

S3　TI cancer OR AB cancer·······51,933 件

S4　S1 OR S2 OR S3·······60,672 件

S5　DE "Communication" OR DE "Interpersonal Communication" OR DE "Nonverbal Communication" OR DE "Persuasive Communication" OR DE "Verbal Communication" OR DE "Communication Skills" OR DE "Communication Skills Training" OR DE "Emotional Content" OR DE "Information" OR DE "Information Dissemination" OR DE "Knowledge Transfer" OR DE "Messages"·······104,057 件

S6　TI communication OR AB communication OR TI disclosure OR AB disclosure·······159,825 件

S7　TI conversation OR AB conversation OR TI "bad news" OR AB "bad news"·······27,104 件

S8　S5 OR S6 OR S7·······238,447 件

S9　TX psychology·······2,004,496 件

S10　DE "Life Expectancy"·······3,586 件

S11　DE "Prognosis"·······18,598 件

S12　S10 OR S11·······22,097 件

S13　S4 AND S8 AND S9 AND S12·······49 件

検索の結果得られた 49 件の文献のうち，題名・抄録をレビューした結果，二次スクリーニングに採用した文献はなかった。

医中誌 Web（検索日　2017 年 10 月 9 日）

#1　がん/TA or ガン/TA and or 癌/TA or 腫瘍/TA or 腫瘍/TH or オンコロジ/TA·······2,004,986 件

#2　コミュニケーション/AL or コミュニケーション/TH or 疎通/TA or 会話/TA or 相談/AL or 伝え方/TA or 医療従事者–患者関係/TH or 回示/TA or 公表/TA or 真実の回示/TH or 宣告/TA or 告知/TA or " bad news"/TA or 悪い知らせ/TA·······205,712 件

#3　（心理学/TH or 心理学/AL）·······127,190 件

#4　余命/AL·······2,628 件

#5　（予後/TH or 予後/AL）·······737,205 件

#6　#4 or #5·······739,432 件

#7　#1 and #2 and #3 and #6·······149 件

#8　（治療の差し控え/TH or 治療中止/AL）·······1,787 件

#9　#1 and #2 and #8·······36 件

#10　#7 or #9·······183 件

#11　（#10）and（PT= 会議録除く）·······152 件

#12　（#11）and（PT= 原著論文,総説 PDAT=//: 2017/03/31）·······99 件

検索の結果得られた 99 件の文献のうち，題名・抄録をレビューした結果，二次スクリーニングに採用した文献はなかった。

［二次スクリーニング］

一次スクリーニングで採用した 2 件の文献のうち，フルテキスト精読の結果，2 件を採用した。

臨床疑問 7（P100）
進行・再発がん患者に，予測される余命を伝えることは推奨されるか？

[一次スクリーニング]

PubMed（検索日　2017 年 10 月 14 日）

（（（cancer［TIAB］OR Neoplasms［MH］OR oncology［TW］）AND（Communication［MH］OR communication＊［TIAB］OR disclosure［TIAB］OR conversation［TIAB］OR "bad news"［TIAB］OR "Professional-Patient Relations"［MH］OR "Patient Acceptance of Health Care"［MH］OR "Adaptation, Psychological"［Mesh］）AND（"Life Expectancy"［TW］OR Prognosis［MH］）AND（advanced［TIAB］OR "Neoplasm Recurrence, Local"［MH］OR recurrent［TIAB］OR "Neoplasm Metastasis"［MH］OR metastatic［TIAB］OR incurable［TIAB］OR teminal［TW］））AND（"Epidemiologic Methods"［Mesh］OR "randomized controlled trial"［pt］））AND 0001/01/01［DP］：2017/03/31［DP］································1,526 件

検索の結果得られた 1,526 件の文献のうち，題名・抄録のレビューにより 12 件の文献を二次スクリーニングに採用した。

CINAHL（検索日　2017 年 10 月 14 日）

S1	（MH "Neoplasms+"）OR（MH "Oncology+"）OR TI oncology OR AB oncology OR TI cancer OR AB cancer	474,062 件
S2	（MH "Communication+"）OR TI communication OR AB communication OR TI disclosure OR AB disclosure OR TI conversation OR AB conversation OR TI "bad news" OR AB "bad news" OR（MH "Professional-Patient Relations+"）OR（MH "Adaptation, Psychological+"）OR（MM "Patient Compliance"）OR（MH "Treatment Refusal"）OR（MH "Consumer Participation"）OR（MH "Patient Dropouts"）OR（MH "Patient Satisfaction"）OR "Patient Preference"	379,995 件
S3	TI incurable OR AB incurable OR TI "advanced cancer" OR AB "advanced cancer" OR TX terminal OR TX recurrent	113,794 件
S4	（MH "Life Expectancy"）OR TX "life expectancy"	5,557 件
S5	（MH "Prognosis+"）OR TX prognosis	375,470 件
S6	S4 OR S5	380,482 件
S7	S1 AND S2 AND S3 AND S6	713 件
S8	S7 Limiters - Publication Type: Clinical Trial	9 件
S9	（MH "Nonexperimental Studies+"）	537,198 件
S10	S7 AND S9	90 件
S11	S8 OR S10	99 件
S12	S11 Limiters - Published Date: -20170331	98 件
S13	S12 Limiters - Exclude MEDLINE records	13 件

検索の結果得られた 13 件の文献のうち，題名・抄録をレビューした結果，二次スクリーニングに採用した文献はなかった。

The Cochrane Library（検索日　2017 年 10 月 14 日）

#1	neoplasm＊: ti,ab,kw　（Word variations have been searched）	62,863 件
#2	cancer: ti,ab,kw　（Word variations have been searched）	98,375 件
#3	oncology: ti,ab,kw　（Word variations have been searched）	15,838 件
#4	#1 or #2 or #3	120,543 件
#5	communication: ti,ab,kw　（Word variations have been searched）	10,967 件
#6	disclosure: ti,ab,kw　（Word variations have been searched）	1,887 件
#7	conversation: ti,ab,kw　（Word variations have been searched）	665 件

Ⅳ章

資料

#8 bad news: ti,ab,kw （Word variations have been searched）·······85 件

#9 physician-patient: ti,ab,kw or doctor-patient: ti,ab,kw or oncologist-patient: ti,ab,kw or nurse-patient: ti,ab,kw or compliance: ti,ab,kw or "treatment refusal": ti,ab,kw or "consumer participation": ti,ab,kw or "patient dropout": ti,ab,kw or "patient satisfaction": ti,ab,kw or "patient preference": ti,ab,kw·······54,189 件

#10 #5 or #6 or #7 or #8 or #9·······64,676 件

#11 incurable: ti,ab,kw （Word variations have been searched）·······434 件

#12 advanced cancer: ti,ab,kw （Word variations have been searched）·······19,952 件

#13 recurrent: ti,ab,kw （Word variations have been searched）·······19,353 件

#14 terminal: ti,ab,kw （Word variations have been searched）·······6,815 件

#15 #11 or #12 or #13 or #14·······45,039 件

#16 Life Expectancy: ti,ab,kw （Word variations have been searched）·······1,717 件

#17 prognosis: ti,ab,kw （Word variations have been searched）·······25,337 件

#18 #16 or #17·······26,908 件

#19 #4 and #10 and #15 and #18·······124 件

#20 #19 in Trials·······121 件

#21 #20 not pubmed: an·······62 件

検索の結果得られた 62 件の文献のうち，題名・抄録をレビューした結果，二次スクリーニングに採用した文献はなかった。

PsycINFO（検索日　2017 年 10 月 14 日）

S1 DE "Neoplasms" OR DE "Benign Neoplasms" OR DE "Breast Neoplasms" OR DE "Endocrine Neoplasms" OR DE "Leukemias" OR DE "Melanoma" OR DE "Metastasis" OR DE "Nervous System Neoplasms" OR DE "Terminal Cancer"·······45,077 件

S2 DE "Oncology" OR TI oncolog* OR AB oncolog*·······7,879 件

S3 TI cancer OR AB cancer·······51,968 件

S4 S1 OR S2 OR S3·······60,708 件

S5 DE "Communication" OR DE "Interpersonal Communication" OR DE "Nonverbal Communication" OR DE "Persuasive Communication" OR DE "Verbal Communication" OR DE "Communication Skills" OR DE "Communication Skills Training" OR DE "Emotional Content" OR DE "Information" OR DE "Information Dissemination" OR DE "Knowledge Transfer" OR DE "Messages"·······104,077 件

S6 TI communication OR AB communication OR TI disclosure OR AB disclosure·······159,923 件

S7 TI conversation OR AB conversation OR TI "bad news" OR AB "bad news"·······27,122 件

S8 TI doctor-patient OR AB doctor-patient OR TI oncologist-patient OR AB oncologist-patient OR TI nurse-patient OR AB nurse-patient·······3,875 件

S9 S5 OR S6 OR S7 OR S8·······241,157 件

S10 DE "Life Expectancy"·······3,587 件

S11 DE "Prognosis"·······18,601 件

S12 TX prognosis·······29,584 件

S13 TX "Life Expectancy"·······5,857 件

S14 S10 OR S11 OR S12 OR S13·······35,235 件

S15 TI incurable OR AB incurable OR TI "advanced cancer" OR AB "advanced cancer" OR TX terminal OR TX recurrent·······44,231 件

S16 S4 AND S9 AND S14 AND S15 Limiters - Published Date: -20170331·······115 件

検索の結果得られた 115 件の文献のうち，題名・抄録のレビューにより 2 件の文献を二次スクリーニングに採用した〔うち 1 件（Umezawa, 2015）は PubMed と重複〕。

医中誌 Web（検索日　2017 年 10 月 14 日）

#1　((((((疫学的方法/TH) and ((がん/TA or ガン/TA and or 癌/TA or 腫瘍/TA or 腫瘍/TH or オンコロジ/TA) and (コミュニケーション/AL or コミュニケーション/TH or 疎通/TA or 会話/TA or 相談/AL or 伝え方/TA or 医療従事者-患者関係/TH or 回示/TA or 公表/TA or 真実の回示/TH or 宣告/TA or 告知/TA or "bad news"/TA or 悪い知らせ/TA) and ((余命/AL) or ((予後/TH or 予後/AL))) and (進行/TA or 再発/TA or 治癒不能/TA or 末期/TA or 根治不能/TA))) or ((((がん/TA or ガン/TA and or 癌/TA or 腫瘍/TA or 腫瘍/TH or オンコロジ/TA) and (コミュニケーション/AL or コミュニケーション/TH or 疎通/TA or 会話/TA or 相談/AL or 伝え方/TA or 医療従事者-患者関係/TH or 回示/TA or 公表/TA or 真実の回示/TH or 宣告/TA or 告知/TA or "bad news"/TA or 悪い知らせ/TA) and ((余命/AL) or ((予後/TH or 予後/AL))) and (進行/TA or 再発/TA or 治癒不能/TA or 末期/TA or 根治不能/TA))) and (RD= メタアナリシス,ランダム化比較試験,準ランダム化比較試験,比較研究,診療ガイドライン)))) and (PT= 会議録除く))) and (PDAT=//: 2017/03/)
　　　　　　　　　　　　　　　　　　　　　　　　　　　　　　　　　　　　165 件

検索の結果得られた 165 件の文献のうち，題名・抄録をレビューした結果，二次スクリーニングに採用した文献はなかった。

［二次スクリーニング］

一次スクリーニングで採用した 13 件の文献のうち，フルテキスト精読の結果，2 件を採用した。ハンドサーチで採用した 2 件の文献のうち，フルテキスト精読の結果，1 件の文献を追加した。

（白井由紀）

IV 章

資　料

3 メタアナリシスの結果

●臨床疑問2　がん患者に意思決定ガイド（Decision Aids）を使用することは推奨されるか？

治療方針決定時の協働意思決定の質

Study or Subgroup	DA Mean	DA SD	DA Total	Control Mean	Control SD	Control Total	Weight	Std. Mean Difference IV, Random, 95% CI	Year
Goel V(2001)	1.98	0.52	78	2.08	0.46	45	9.3%	−0.20 [−0.57, 0.17]	2001
Brown RF(2004)	37.8	4.8	35	36.6	3	30	8.4%	0.29 [−0.20, 0.78]	2004
Whelan T(2004)	1.4	0.48	94	1.62	0.52	107	9.9%	−0.44 [−0.72, −0.16]	2004
Davison BJ(2007)	1.61	0.33	162	1.62	0.23	162	10.3%	−0.04 [−0.25, 0.18]	2007
Vodermaier A(2009)	1.82	0.59	55	1.99	0.62	56	9.3%	−0.28 [−0.65, 0.10]	2009
Vodermaier A(2011)	1.81	0.64	51	2.04	0.72	54	9.2%	−0.33 [−0.72, 0.05]	2011
Sawka AM(2012)	25.2	13.4	37	52.1	21.9	37	8.2%	−1.47 [−1.98, −0.95]	2012
Lam WWT(2013)	15.8	15.5	113	19.9	16.3	112	10.0%	−0.26 [−0.52, 0.01]	2013
Vogel RI(2013)	42.5	24	20	48.6	23.9	15	7.0%	−0.25 [−0.92, 0.42]	2013
Chabrera C(2015)	31.2	10.2	61	51.7	13.3	61	9.0%	−1.72 [−2.14, −1.30]	2015
Osaka W(2017)	29.8	12	57	31.7	14.4	54	9.3%	−0.14 [−0.52, 0.23]	2017
Total (95% CI)			**763**			**733**	**100.0%**	**−0.43 [−0.73, −0.13]**	

Heterogeneity: Tau^2 = 0.21; Chi^2 = 76.80, df = 10 (P < 0.00001); I^2 = 87%
Test for overall effect: Z = 2.81 (P = 0.005)

（Std. Mean Difference IV, Random, 95% CI／−4 −2 0 2 4／Favours DA　Favours Control）
（Risk of Bias: A B C D E F G）

Risk of bias legend
(A) Random sequence generation (selection bias)
(B) Allocation concealment (selection bias)
(C) Blinding of participants and personnel (performance bias)
(D) Blinding of outcome assessment (detection bias)
(E) Incomplete outcome data (attrition bias)
(F) Selective reporting (reporting bias)
(G) Other bias

意思決定の満足度

Study or Subgroup	DA Mean	DA SD	DA Total	Control Mean	Control SD	Control Total	Weight	Std. Mean Difference IV, Random, 95% CI	Year
Brown RF(2004)	22.6	1.8	35	22.7	2.2	30	13.7%	−0.05 [−0.54, 0.44]	2004
Whelan T(2004)	4.5	0.48	94	4.32	0.52	107	15.2%	0.36 [0.08, 0.64]	2004
Vodermaier A(2009)	29.08	2.99	55	28.67	2.86	56	14.6%	0.14 [−0.23, 0.51]	2009
Jibaja-WeissML(2011)	2.87	0.24	43	2.85	0.3	38	14.1%	0.07 [−0.36, 0.51]	2011
Chabrera C(2015)	95.7	6.89	61	79.3	10.3	61	14.2%	1.86 [1.43, 2.29]	2015
Sawka AM(2015)	4.5	0.7	34	4.2	1.2	36	13.8%	0.30 [−0.17, 0.77]	2015
Osaka W(2017)	71.1	14.3	57	72.1	14.1	54	14.6%	−0.07 [−0.44, 0.30]	2017
Total (95% CI)			**379**			**382**	**100.0%**	**0.37 [−0.09, 0.84]**	

Heterogeneity: Tau^2 = 0.35; Chi^2 = 58.32, df = 6 (P < 0.00001); I^2 = 90%
Test for overall effect: Z = 1.57 (P = 0.12)

（Std. Mean Difference IV, Random, 95% CI／−4 −2 0 2 4／Favours Control　Favours DA）
（Risk of Bias: A B C D E F G）

Risk of bias legend
(A) Random sequence generation (selection bias)
(B) Allocation concealment (selection bias)
(C) Blinding of participants and personnel (performance bias)
(D) Blinding of outcome assessment (detection bias)
(E) Incomplete outcome data (attrition bias)
(F) Selective reporting (reporting bias)
(G) Other bias

治療選択肢に関する知識・理解

Study or Subgroup	DA Mean	DA SD	DA Total	Control Mean	Control SD	Control Total	Weight	Std. Mean Difference IV, Random, 95% CI	Year
Goel V(2001)	14.7	2	77	14.4	2.2	48	25.3%	0.14 [−0.22, 0.50]	2001
Sawka AM(2012)	9.7	0.6	37	7.8	1.3	37	23.8%	1.86 [1.31, 2.41]	2012
Lam WWT(2013)	6.1	2.1	113	5.9	2.1	112	25.9%	0.09 [−0.17, 0.36]	2013
Chabrera C(2015)	75.7	19	61	49.9	16	61	25.0%	1.46 [1.06, 1.86]	2015
Total (95% CI)			288			258	100.0%	0.87 [0.05, 1.69]	

Heterogeneity: Tau² = 0.66; Chi² = 58.02, df = 3 (P < 0.00001); I² = 95%
Test for overall effect: Z = 2.07 (P = 0.04)

Std. Mean Difference IV, Random, 95% CI — Favours Control　Favours DA

Risk of Bias: A B C D E F G

Risk of bias legend
(A) Random sequence generation (selection bias)
(B) Allocation concealment (selection bias)
(C) Blinding of participants and personnel (performance bias)
(D) Blinding of outcome assessment (detection bias)
(E) Incomplete outcome data (attrition bias)
(F) Selective reporting (reporting bias)
(G) Other bias

不安・抑うつ

Study or Subgroup	DA Mean	DA SD	DA Total	Control Mean	Control SD	Control Total	Weight	Std. Mean Difference IV, Random, 95% CI
Brown RF(2004)	32.3	10.9	30	40.3	12.2	35	14.4%	−0.68 [−1.18, −0.18]
Lam WWT(2013)	5.3	4.7	101	5.2	4.9	97	25.1%	0.02 [−0.26, 0.30]
Osaka W(2017)	49.3	10.8	57	47.6	10.8	54	19.9%	0.16 [−0.22, 0.53]
Sawka AM(2015)	1.2	1.6	34	1.8	2.2	36	15.5%	−0.31 [−0.78, 0.16]
Whelan T(2004)	42.3	12.6	94	41.9	13.45	107	25.2%	0.03 [−0.25, 0.31]
Total (95% CI)			316			329	100.0%	−0.10 [−0.34, 0.14]

Heterogeneity: Tau² = 0.04; Chi² = 8.93, df = 4 (P = 0.06); I² = 55%
Test for overall effect: Z = 0.82 (P = 0.41)

Std. Mean Difference IV, Random, 95% CI — Favours Control　Favours DA

Risk of Bias: A B C D E F G

Risk of bias legend
(A) Random sequence generation (selection bias)
(B) Allocation concealment (selection bias)
(C) Blinding of participants and personnel (performance bias)
(D) Blinding of outcome assessment (detection bias)
(E) Incomplete outcome data (attrition bias)
(F) Selective reporting (reporting bias)
(G) Other bias

（間島竹彦，浦久保安輝子）

Ⅳ章

資料

●臨床疑問3　医師ががんに関連する重要な話し合いのコミュニケーション技術研修（CST）を受けることは推奨されるか？

患者の精神的苦痛

Study or Subgroup	CST Mean	SD	Total	Control Mean	SD	Total	Weight	Mean Difference IV, Random, 95% CI	Year
Stewart	0.4	0.4	51	0.46	0.38	51	72.1%	-0.06 [-0.21, 0.09]	2007
Lienard	13.4	8	27	12.9	7.5	29	1.7%	0.50 [-3.57, 4.57]	2008
Girgis	8.1	8.4	192	8.6	9.3	189	8.2%	-0.50 [-2.28, 1.28]	2009
Fujimori	9.36	6.93	292	10.5	6.9	309	18.1%	-1.14 [-2.25, -0.03]	2014
Total (95% CI)			562			578	100.0%	-0.28 [-0.82, 0.26]	

Heterogeneity: Tau² = 0.10; Chi² = 3.89, df = 3 (P = 0.27); I² = 23%
Test for overall effect: Z = 1.03 (P = 0.31)

Risk of bias legend
(A) Random sequence generation (selection bias)
(B) Allocation concealment (selection bias)
(C) Blinding of participants and personnel (performance bias)
(D) Blinding of outcome assessment (detection bias)
(E) Incomplete outcome data (attrition bias)
(F) Selective reporting (reporting bias)
(G) Other bias

医師のコミュニケーションに対する患者の満足度

Study or Subgroup	CST Mean	SD	Total	Control Mean	SD	Total	Weight	Mean Difference IV, Random, 95% CI	Year
Shelling	77.9	4.28	439	77.86	4.07	422	42.4%	0.04 [-0.52, 0.60]	2003
Stewart	82.06	5.8	51	77.78	8.07	51	7.7%	4.28 [1.55, 7.01]	2007
Fujimori	8.58	1.62	292	8.35	1.74	309	49.9%	0.23 [-0.04, 0.50]	2014
Total (95% CI)			782			782	100.0%	0.46 [-0.36, 1.28]	

Heterogeneity: Tau² = 0.33; Chi² = 8.91, df = 2 (P = 0.01); I² = 78%
Test for overall effect: Z = 1.10 (P = 0.27)

Risk of bias legend
(A) Random sequence generation (selection bias)
(B) Allocation concealment (selection bias)
(C) Blinding of participants and personnel (performance bias)
(D) Blinding of outcome assessment (detection bias)
(E) Incomplete outcome data (attrition bias)
(F) Selective reporting (reporting bias)
(G) Other bias

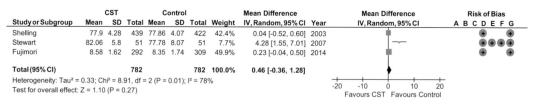

Risk of Bias

＋　低リスク
－　高リスク

（岡島美朗，樋口裕二）

●臨床疑問 4　看護師ががんに関連する重要な話し合いのコミュニケーション技術研修（CST）を受けることは推奨されるか？

患者の精神的苦痛

Study or Subgroup	CST Mean	SD	Total	no CST Mean	SD	Total	Weight	Std. Mean Difference IV, Random, 95% CI
Wilkinson 2008	17.4	8	59	20.2	7.6	68	63.0%	-0.36 [-0.71, -0.01]
Fukui 2008	6.9	5	37	9.5	5.9	38	37.0%	-0.47 [-0.93, -0.01]
Total (95% CI)			96			106	100.0%	-0.40 [-0.68, -0.12]

Heterogeneity: Tau² = 0.00; Chi² = 0.15, df = 1 (P = 0.70); I² = 0%
Test for overall effect: Z = 2.80 (P = 0.005)

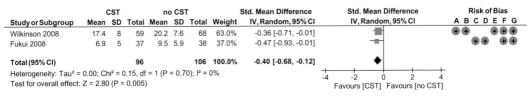

Risk of bias legend
(A) Random sequence generation (selection bias)
(B) Allocation concealment (selection bias)
(C) Blinding of participants and personnel (performance bias)
(D) Blinding of outcome assessment (detection bias)
(E) Incomplete outcome data (attrition bias)
(F) Selective reporting (reporting bias)
(G) Other bias

コミュニケーションに関する患者の満足度

Study or Subgroup	CST Mean	SD	Total	no CST Mean	SD	Total	Weight	Std. Mean Difference IV, Random, 95% CI
Merckaert 2015	86.5	15.4	56	82.1	19.8	55	37.7%	0.25 [-0.13, 0.62]
Delvaux 2004	3.75	0.48	52	3.62	0.52	58	37.2%	0.26 [-0.12, 0.63]
Fukui 2011	87.3	12.5	37	79.7	24.3	38	25.1%	0.39 [-0.07, 0.84]
Total (95% CI)			145			151	100.0%	0.29 [0.06, 0.52]

Heterogeneity: Tau² = 0.00; Chi² = 0.26, df = 2 (P = 0.88); I² = 0%
Test for overall effect: Z = 2.45 (P = 0.01)

Risk of bias legend
(A) Random sequence generation (selection bias)
(B) Allocation concealment (selection bias)
(C) Blinding of participants and personnel (performance bias)
(D) Blinding of outcome assessment (detection bias)
(E) Incomplete outcome data (attrition bias)
(F) Selective reporting (reporting bias)
(G) Other bias

Risk of Bias

➕ 低リスク
➖ 高リスク

（白井由紀，石田真弓）

4 今後解決すべき課題

　本ガイドラインは，がん医療の場において，例えば，病気や検査結果の説明，治療選択の話し合いなど，患者さんやご家族とどのように話し合えばよいか迷う状況でのコミュニケーションと，そのような状況で利用できるツール，コミュニケーションの学習プログラムを扱った。本ガイドライン作成委員会では，その骨子や臨床疑問の作成の過程で，今回取り上げられた内容に加え，多くの課題が議論された。それらを今後解決すべき課題として以下に概説する。

1 本ガイドラインの今後解決すべき課題

　がん医療における患者・家族，医療者間のコミュニケーションで迷う状況は，がん医療の進歩に伴い変遷してきた。例えば，がん告知は，1970年代以降，世界的に必須であるとの議論が始まり，現在は当たり前になっている。現在，ゲノム医療やAIの発展により，治療が個別に最適化されるようになりつつあるが，治療が複雑化すると，説明する医療者と理解する患者・家族の両者がより困難を感じるようになる可能性が高く，コミュニケーションはますます重要になると考えられる。

　がんの経過や状況により話し合われる内容はさまざまであり，必要なコミュニケーションや使われるツール，学習プログラムはその都度異なる。したがって本領域では，研究ごとに扱っている場面や状況を分解すると一つひとつのエビデンスが小さくなり，あるいはなくなってしまい，推奨を提示することが難しくなるため，本ガイドラインではある程度集約した形で臨床疑問をまとめた。そのことで，現実との乖離が生じていることもあると考えられる。究極的に，コミュニケーションは一期一会であり，すべての状況を表すことは不可能であるため，本ガイドラインの推奨に基づくことは前提であるが，ある程度の応用は必要となる。しかしながら，本領域の研究が推進され，多くのエビデンスが蓄積されることで，場面や状況ごとに検討することが可能になるため，多くの研究が行われることが期待される。

　コミュニケーションの促進を目的とした介入研究においては，医療者へのコミュニケーション技術研修と患者・家族への質問促進リストを用いたコミュニケーション・コーチングを組み合わせるなど複合的な介入の有効性が報告されている。本ガイドラインでは，介入を単一介入，複合介入，あるいはその詳細なプログラムの内容などで分けて検討できていないため，読者の皆様には推奨文だけでなく，解説文やコラムも併せて読むことで，理解を深めていただきたい。他にも，医師や看護師以外の職種を対象とした研究など，今後，エビデンスが蓄積されれば，臨床疑問を適切に増やしながらブラッシュアップできることを期待している。

　診療ガイドラインの目的は，推奨された医療が日本全国に普及し，臨床実装されることであるため，まずは普及の観点から，本ガイドラインのアドヒアランスを検討するためのサーベイランス，例えば，本ガイドラインの推奨に関する知識や臨床での取り組みを医療者に問う調査や，関連する学会をはじめとする学術団体と連携した研修会を行っていく必要がある。また次のステップとして，実装科学的観点から，本ガイドラインで示されたエビデンスに基づく介入法を制度に組み込み，モニタリングする仕組みづくりを行う必要がある。一方で，本ガイドラインにおいて扱われていない臨床疑問については，さらに議論を深める必要があるとともに，強い推奨には至っていないエビデンスの確実性（強さ）の低い臨床疑問については，国内での探索的・検証的な研究が推進され，成果が蓄積されることがまたれる。

2　がん医療におけるコミュニケーション研究の今後解決すべき課題

　本ガイドラインで扱われた臨床疑問5〜7のような根治しないことや予後を話し合うべきか，抗がん治療が難しい状況で今後治療を再開できる可能性を話し合うべきか，といったコミュニケーションについて，患者を対象とした比較試験を行うことは難しいと考えられる。実際に，システマティックレビューを行った結果，いずれも患者の意向などを検討した観察研究がいくつか認められた程度であった。そもそも，医療におけるコミュニケーションは，直接的に病を治す治療や治療によって生じる副作用への対処法とは異なり，目に見えないものであることから，コミュニケーションの実態や意義がわかりにくい。また，患者の意向に個別性があり，互いの相性など第3の要因も関与し，生存期間のような身体的状態やQOLのような総合的な評価指標などをアウトカムとすることへの議論もあり，真のアウトカムについて統一した見解を見出せていない状況にある。今後，さまざまな領域の研究者に加え，患者や家族，医療者，病院管理者，政策立案者などステークホルダーによる議論が必要である。

　本ガイドラインのシステマティックレビューの結果，バイアスリスクが高いと判断される研究が多かった。しかし本領域の研究では介入を受ける患者や家族，医療者を盲検化することは不可能である。一方，コミュニケーション行動がアウトカムである場合には，評定者を盲検化することは可能である。他にも，介入者を明確にする，介入手順書を公開する，介入者と調査者を分けるなど，バイアスリスクを下げるための取り組みは可能であるため，厳密な研究手続きを採用し，その手続きの詳細を論文に記載することが求められる。

　本ガイドラインで扱われた介入は，いずれも人を介してコミュニケーション行動を変容させるものである。一般的に，行動を変容させるための人を介する介入方法は，薬物療法とは異なり，介入のための教育資材や介入を実施するためのツール，介入者養成の研修，研修養成者の講習，臨床のなかでの人員や時間の確保など，臨床実装のためにはさまざまな障壁が存在する。そのため介入方法の開発計画段階から，このような障壁を検討し，効果検証後に臨床実装が可能な介入方法を開発する必要がある。このような視点を組み入れる学問として，近年，実装科学が欧米を中心に注目されて

いる。今後，実装科学を取り入れた研究開発を促進する必要がある。

　コミュニケーションは，その相手と言語や価値観，非言語的な疎通（例えば，ジェスチャーや間投詞など）をどれくらい共有しているかにより異なると認識されており，文化的背景により異なったり，個人差が大きかったりする。そのため，どのような言葉を用いることが望ましいのか，どのような振る舞いや声の調子や速さが適切なのかを含め，海外での知見をそのまま応用するだけでは不十分であり，国内での研究を推進し，国際比較を行うなど，その特徴を検討する必要がある。さらに，臨床で目の前の患者に対応する際には，エビデンスに基づきながら，個々の患者の意向にも即した対応が求められる。また，医療におけるコミュニケーションは患者−医師間に限ったものではなく，患者−看護師など他の医療者間，患者−家族間，医療者−医療者間とさまざまなコミュニケーションが日々行われている。これまでの研究は，患者−医師間のコミュニケーションが最も多く扱われてきたが，今後はさらに多職種を対象とした研究が求められる。

　以上，がん医療におけるコミュニケーションについて今後解決すべき課題を概説した。ここで論じたことは総論に過ぎず，各論はさらに多様であるが，一つひとつの課題に取り組み，エビデンスを蓄積することで，臨床疑問への回答を得ることが可能となることが期待される。

（藤森麻衣子）

和文索引

欧文索引

がん医療におけるこころのケアガイドラインシリーズ 2

がん医療における　患者-医療者間のコミュニケーションガイドライン 2022年版

2022 年 6 月 30 日　　第 1 版（2022 年版）第 1 刷発行
2023 年 6 月 20 日　　　　　　　　　　　第 2 刷発行

編　集　一般社団法人　日本サイコオンコロジー学会
　　　　一般社団法人　日本がんサポーティブケア学会

発行者　福村　直樹

発行所　金原出版株式会社
　　　　〒113-0034 東京都文京区湯島 2-31-14
　　　　電話　編集　（03）3811-7162
　　　　　　　営業　（03）3811-7184
　　　　FAX　　　　（03）3813-0288
　　　　振替口座　00120-4-151494
　　　　http://www.kanehara-shuppan.co.jp/

©2022
検印省略
Printed in Japan

ISBN 978-4-307-10205-6　　　　　　印刷・製本／三報社印刷㈱

WEB アンケートにご協力ください
読者アンケート（所要時間約 3 分）にご協力いただいた方の中から
抽選で毎月 10 名の方に図書カード 1,000 円分を贈呈いたします。
アンケート回答はこちらから ➡
https://forms.gle/U6Pa7JzJGfrvaDof8